陪孩子成长的爱眼书

王 平 孔 倩 主编

周瑜沁 绘

電子工業出版社

Publishing House of Electronics Industry

北京·BEIJING

未经许可，不得以任何方式复制或抄袭本书之部分或全部内容。

版权所有，侵权必究。

图书在版编目（CIP）数据

陪孩子成长的爱眼书 / 王平，孔倩主编；周瑜沁绘. — 北京：电子工业出版社，2021.3
ISBN 978-7-121-40696-6

Ⅰ.①陪… Ⅱ.①王… ②孔… ③周… Ⅲ.①小儿疾病－眼病－防治 Ⅳ.①R779.7

中国版本图书馆CIP数据核字（2021）第042590号

责任编辑：张瑞喜
文字编辑：白　兰
印　　刷：中国电影出版社印刷厂
装　　订：中国电影出版社印刷厂
出版发行：电子工业出版社
　　　　　北京市海淀区万寿路173信箱　　邮编：100036
开　　本：710×1000　1/16　印张：13.25　字数：218千字
版　　次：2021年3月第1版
印　　次：2021年4月第2次印刷
定　　价：58.00元

凡所购买电子工业出版社图书有缺损问题，请向购买书店调换。若书店售缺，请与本社发行部联系，联系及邮购电话：（010）88254888，88258888。

质量投诉请发邮件至zlts@phei.com.cn，盗版侵权举报请发邮件至dbqq@phei.com.cn。

本书咨询联系方式：bailan@phei.com.cn，（010）68250802。

编委会

主　　编：王　平　孔　倩

插　　画：周瑜沁

副 主 编：李志敏　杨东生　岳以英　杨士强　林　珊　颜玉娥　陈　珺

编　　者：白朝林　陈　珺　崔春梅　崔　敏　杜成玲　郝丽红　何晓平
　　　　　侯静梅　孔　倩　李晓林　李志敏　李素莹　梁厚成　林　珊
　　　　　刘　蕾　刘　垠　刘志君　罗丹妮　吕东伟　马惠芝　孙　雯
　　　　　汪丽娟　王　平　王　莺　徐新华　杨东生　杨　帆　杨　槐
　　　　　杨士强　杨晓晴　颜玉娥　闫　妍　岳以英　袁湘华　张　超
　　　　　张　丹　张晓艳

编写秘书：闫　妍

列奥纳多·达·芬奇曾说过："视觉是距离感官最近的感觉，是所有感觉的首领。"人从外界获取的信息有80%是通过眼睛来实现的。作为致力于儿童眼病临床治疗和研究的医生，我们一直希望告诉天下所有的父母：0~12岁是孩子视力发育的关键期，各种眼病对儿童及青少年视力发育危害极大，如果没能及时发现和治疗，将造成眼睛的终生残疾。我们看到的数据常常是怵目惊心的，每分钟全世界竟然就有一个儿童失明！

儿童的眼睛并非成人眼睛的缩小版。儿童眼病与成人眼病发生机制不同，很多小儿眼病受先天遗传、后天环境等多种因素影响。对眼睛的异常情况进行早期发现、预防和干预，可以获得更好的效果，所以，家长在孩子眼健康保健方面起着非常重要的作用。怎样才能把专业的儿童眼病知识传播给每一位家长，使千千万万的孩子能适时地得到正确的眼呵护从而健康成长，是我们儿童眼病医生一直在思考的问题。本书中，儿童眼病的老中青专家联手，用通俗易懂、妙趣横生的漫画全面细致地介绍了多种儿童眼病的防治方法，包括：近视防控、斜弱视、眼球震颤、先天性青光眼、白内障和眼底病等。这本书让家长非常直观地了解专业的儿童眼病知识，帮助家长及时发现孩子眼睛的问题，使问题得到及时解决。

长期以来，我们儿童眼病医生为及时发现、预防和解除孩子的眼病痛苦，不遗余力地反复给家长讲解儿童护眼健康知识，几乎到了声音嘶哑的地步。更有甚者，到了深夜还有医生在回复家长的咨询。相信此书一定会成为儿童眼病医生喜爱的眼保健知识的传播助手，将爱心与光明传向远方。写到此处，耳边响起的是那首《你是我的眼》："你是我的眼，带我阅读浩瀚的书海；你是我的眼，让我看见这个美好的世界。"愿儿童眼病专家们也可以成为"你的眼睛"，在这本《陪孩子成长的爱眼书》里带你发现眼睛的精妙，带你阅读儿童护眼爱眼知识，带你掌握孩子的视力保健黄金期，带你创造儿童优视力，带你和孩子一起去看这个美好的世界。

海伦·凯勒说过："知识给人以爱，给人以光明，给人以智慧。"当你捧着这本书时，你会感受到我们的医者仁心，我们的不忘初心，在阅读和学习中你也自然成为了下一个爱、光明、智慧的传播使者。眼睛，是光明与希望透进心灵的窗户；眼睛，是我们的灵魂感知爱的场所。用爱传递光明一直是普瑞集团眼科医生们共同的使命和奉献一生的事业。一篇前言寥寥数字，难以穷尽我们的心愿与感受，那就让我们在书中继续交流吧。

就此搁笔，愿读者受益，愿我们所热爱的光明事业插上一双轻盈的翅膀，飞得更高、更远！

王平　　孔倩

2020 年是不平凡的一年，一场百年不遇的疫情给我们的生活带来了很多改变。居家隔离期间，孩子们停课不停学。线上教学使得近距离使用电子屏幕的时间增加，户外活动时间减少，让我国本已严重的儿童青少年近视问题更加凸显。仅 2020 年上半年，对中国 9 省份中小学生视力抽样调查显示，近视率增长了 11.7%，其中小学生近视增加率高达 15.2%。这个数据是触目惊心的，需要引起全社会关注和重视。

近视以及儿童和青少年的各种眼病问题常常引发家长的焦虑和社会关注，如果大家都能关注眼健康问题，重视眼视觉健康保护，我们就可以把儿童及青少年近视防控和眼病的早防早诊早治工作落到实处。有研究发现，家长受教育程度较高，孩子的近视率明显较低，这是因为这些家长了解且重视孩子的用眼健康和视觉保护。这一发现给了我们很多启发，也更印证了学习和普及爱眼知识的重要性和迫切性。

这本书的主创团队中除了眼科医生，还有传播学者，这是学科间的一次跨界融合。这样的尝试可以让儿童眼健康科普知识更加具有趣味性和可读性，吸引更多的人来关注儿童及青少年眼健康乃至全民的眼健康。本书采用了漫画的形式，图文并茂，让大家轻松掌握儿童眼病的预防和保健知识，让父母、孩子及所有关注眼健康的人共同受益。

眼睛是我们的视觉器官，是心灵的窗户，它的健康是真正意义上的健康。对眼睛的认识越多，研究越深，越能发现其精巧的美妙与高度的复杂。期待大家能在本书中发现眼睛的奇妙，一起关心我们的眼健康。

瞿佳

温州医科大学眼视光医学部主任

全国综合防控儿童青少年近视专家宣讲团团长

推荐序2

我国是近视发病情况非常严重的国家，儿童和青少年近视比例逐年上升，青少年近视患病率和患病人数均高居世界前列。更值得关注的是，高度近视比例升高，高度近视引起的一系列并发症，已成为我国不可逆盲的最主要原因。2018年8月28日，习近平总书记作出重要指示指出"全社会都要行动起来，共同呵护好孩子的眼睛，让他们拥有一个光明的未来"。由国家教育部牵头，联合国家卫生健康委等八部委联合发布了《综合防控儿童青少年近视实施方案》。儿童青少年近视防控已成为国家战略。

让儿童、青少年以及家长和老师们了解近视，理解近视的发生与发展，明白近视的科学防控尤其重要。近视防控方面的科普书并不少，但针对不同年龄段的儿童、青少年以及家长与老师，内容丰富多彩且能吸引他们的高质量的近视防控科普作品并不多见。近几年眼科学界开始有不少新的尝试，多视角、多维度地创作科普书来传播眼科知识。迫切需要眼科专家与儿童教育家共同合作，创作出适合儿童、青少年，他们的父母与长辈都能读懂，有吸引力的近视防控科普读物。

这本由眼科专家和传播学者共同编著的漫画版眼科科普书，专家们用心设计，从专业的角度帮助家长学习和了解重要的眼科知识，通俗易懂地讲解眼病发病机理和预防及治疗的原理与方法，为家长呵护孩子的眼睛提供医学指导。创作团队借助漫画这种图文并茂的艺术表现形式进行创作，他们努力站在普通眼疾患者的角度考虑他们的真实需求，比如：什么样的问题是他们想要了解的，什么样的文字风格对他们来说是通俗易懂的，配上什么样的漫画会让读者阅读专业科普知识的同时会心一笑。专家们希望把枯燥的专业学术知识转换成大众能够理解、乐于阅读的内容，这样的尝试值得推广。

本书共有二十多位眼科专家参与了编写和审阅，可以说是一本集系统性、专业性和趣味性为一体的眼科科普书。它的主要受众是儿童、青少年和他们的父母，同时也适用于想了解眼科知识的各年龄层的读者。我相信，各位主创同仁付出的心血一定会收获良好的成果，也要衷心感谢为儿童青少年近视防控传播科学防控知识的专家学者和编辑出版人员。

魏文斌

首都医科大学附属北京同仁医院副院长，眼科主任

全国综合防控儿童青少年近视专家宣讲团副团长

画家达·芬奇曾有名言："眼睛是心灵的窗户。"的确，拥有一双健康美丽的眼睛，是我们人生最宝贵的财富。眼睛让我们得以欣赏五彩缤纷的瑰丽世界，也得以观察大千世界的人生百态。

眼睛是人类感官中最重要的器官。心理学家赤瑞特拉的心理实验表明，视觉是人类获取信息的最主要来源，有 80% 的信息来自视觉，此外，人的大脑中约有80% 的知识和记忆也是通过眼睛获取的。

眼睛的重要性决定了爱护眼睛的重要性。遗憾的是，由于长时间学习、阅读、使用电子设备，以及户外活动时间较少等情况的加剧，近视眼、低视力甚至致盲的各种视力损害的情况也日趋严重。近年来，中国戴眼镜的人数在不断上升，而增长最快的群体就是青少年，眼病的发生不仅给青少年带来视力损伤，也给家长与家庭带来痛苦。因此，改变青少年视觉环境与用眼习惯，减少青少年近视等眼病的发生，是广大眼科医生的重要使命，也是每个孩子与家长的心底呼声。

《陪孩子成长的爱眼书》一书，将科学、专业、深奥的医学原理，通过可视化作品与具有可读性的漫画形式进行传播，为广大家长和孩子了解眼睛的构造、眼病的发生机制，以及掌握爱护眼睛、预防眼病的方法，提供了通俗易懂与切实可行的帮助。

本书凝聚着医学工作者与大众传播学者的智慧与心血，是一次眼科医学科普化的尝试，是一次传播学研究服务眼科医学、服务儿童与家庭的努力，也是一次多学科学者合作的典范。

相信此书的出版定将为广大家庭解疑释惑、雪中送炭，从而造福广大儿童、青少年与各位家长。儿童是祖国的未来，也是民族的希望，改变生活、改变未来、改变命运，从与家长一起阅读《陪孩子成长的爱眼书》开始。

刘利群

中华女子学院院长

联合国教科文组织"媒介与女性教席"主持人

教育部新闻传播学专业教学指导委员会委员

全民"快阅读"时代，长篇幅、大部头、说教式的科普长文很难赢得受众的青睐。快节奏的现代生活，正在悄悄改变着人们的阅读习惯。读图已不再是时尚，而成为了一种实实在在的生活方式。科普漫画正当其时。

漫画是一种图片和文字相结合的艺术表现形式，图文并茂的特征使其成为静态视觉传播的有效表意手段，在传播活动中发挥着重要作用。作为一种直观叙事艺术，漫画通过生动的图像和丰富的色彩打动人，通过感人的故事细节触及人的心灵，通过简单有趣的文字让受众在获取信息的同时会心一笑。科普漫画借助艺术形式传递专业知识的符号，又让符号的解读变得容易和有趣。

从电视大屏到手机小屏，从教室上课到在线教学，高频率地接触电子屏幕，让本已堪忧的青少年近视现象愈发凸显。在这样的背景下，这本《陪孩子成长的爱眼书》应时而生。此书借助漫画的形式，通过萌态人物的演绎，运用简洁、风趣的语言，将枯燥的眼科学专业知识画面化、视觉化、生动化、通俗化，无论家长和小朋友，都能快乐阅读、轻松理解。

碎片化阅读的今天，有这样一本漫画科普书，将专业的眼科知识讲述得如此接地气，如一股清泉，化育无声。希望这本书引领着家长和孩子们，投身于眼科世界的知识海洋。

这本书由眼科专家和传播学者联袂完成，是两个不同领域专业知识的结合，是一次优势互补的尝试，让深奥的眼科专业知识生出了轻盈的翅膀，更快、更远地传播。从这个角度讲，这种尝试无疑是有价值和有意义的。

隋岩

中国传媒大学新闻学院院长

教育部"长江学者"特聘教授

国务院学位委员会新闻传播学科评议组召集人

目录

三．近视防控篇

四．斜视弱视篇

五 . 儿童眼病篇

灵魂人物的
自我介绍

"千里眼" 瑞哥哥

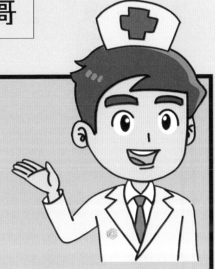

嗨！大家好，我是你们的"千里眼"瑞哥哥，很高兴见到你们。我从医 20 多年了，做眼科医生是我崇尚一生且钟爱不已的事业。

我擅长诊治小儿眼病，包括小儿斜弱视、小儿眼球震颤、先天性白内障、先天性青光眼等。我是一个很喜欢交朋友的人，特别期待和大家多交流，把我知道的眼科知识用简单的语言告诉大家，帮助大家。

平日门诊真的很忙很忙，很难和大家进行细致的交流。就让我在这本《陪孩子成长的爱眼书》里，和你们一起探索、发现，用简单、有趣又专业的语言教给你们眼科科普知识吧。

"亮亮眼" 普姐姐

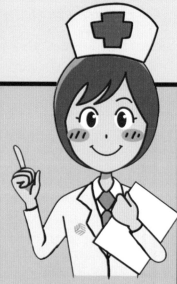

哈喽！我是你们的"亮亮眼"普姐姐，我从事眼科研究和医疗工作有很多年了。

我擅长近视眼、远视眼、散光眼、斜视、弱视等青少年疑难眼病的诊治。

作为一名女医生，我和所有的女同胞一样爱美，我知道拥有一双明亮的眼睛太重要了。我还和所有的妈妈一样，关注孩子的视力健康和保健问题。

我乐于在这里和你们分享我的爱眼护眼秘方，让大家都视力好，眼睛美美的，让家长们都懂得怎样保护孩子的眼睛。我们一起努力吧！

小眼镜

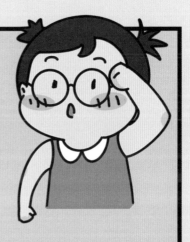

嘿嘿！你们好呀，我是你们的好朋友"小眼镜"。我小时候看电视、看电子产品屏幕时没有注意用眼卫生，得了近视眼，爸爸妈妈很着急，怕影响我学习，怕我变成高度近视。于是，他们带我去医院诊治。自从认识了普姐姐和瑞哥哥，我的近视得到了控制，也知道怎样保护自己的眼睛了，我特别想和你们分享我的护眼经历。我想，这些眼科知识你们也一定想了解吧，就让我们一起来学习。爱你们，么么哒！

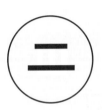

基础知识篇

眼睛的奥秘——美景是被眼球"拍"下来的

普姐姐、瑞哥哥，人们都说眼睛是心灵的窗户，那么眼睛有什么奥秘是值得我们探索的呢？

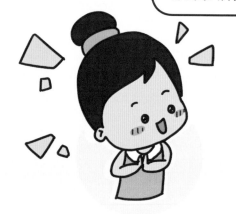

"脑哥"一直都待在里面，传送些外面的东西给他看看！

眼睛是大脑非常重要的组成部分，从外界进入大脑的信息，有 80% 以上是通过眼睛获得的。

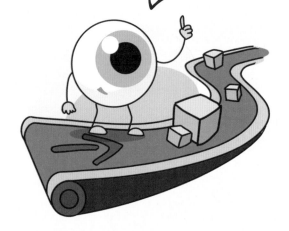

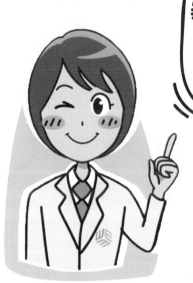

我们的眼睛像一台自动照相机。你知道眼睛的结构和作用吗？

刚才的美景都被我"拍"下来啦！

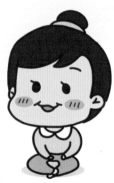

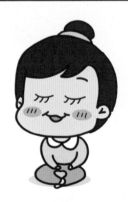

咱们一个一个来回答……

眼球是个什么球

眼球是眼睛的核心部分，眼球是直径约为24mm 的球形体，它的外壳叫眼球壁，眼球壁里面是眼内容物。

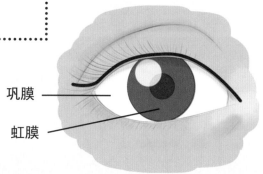

巩膜 ——

虹膜 ——

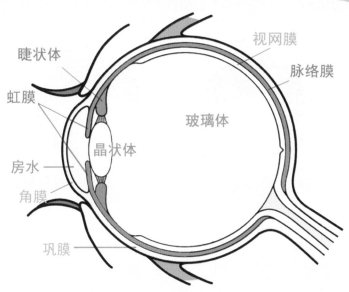

睫状体

虹膜

晶状体

房水 ——

角膜

巩膜 ——

视网膜

脉络膜

玻璃体

10

刚出生时的我是个"远视眼" ●

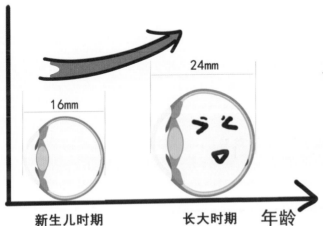

正常成年人的眼轴长度约为24mm。人出生时眼轴平均长度约为16mm。每个人天生都是"远视眼"，不过，人的这种"远视"是生理性的，随着年龄增长，就像长个子一样，眼球也在不断地生长发育，最后逐渐发育为正视眼。

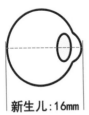

新生儿：16mm

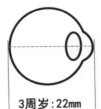

3周岁：22mm

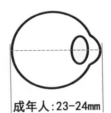

成年人：23-24mm

眼球也在慢慢长大哦

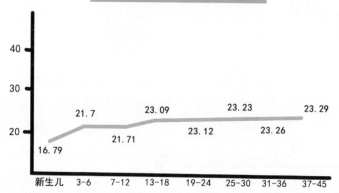

眼轴长度与年龄的关系

年龄段	眼轴长度
新生儿	16.79
3-6	21.7
7-12	21.71
13-18	23.09
19-24	23.12
25-30	23.23
31-36	23.26
37-45	23.29

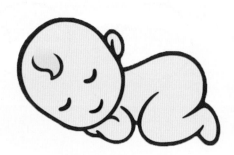

我们都在认真长大哦!

12

眼球壁是眼球宝宝的外壳吗　●

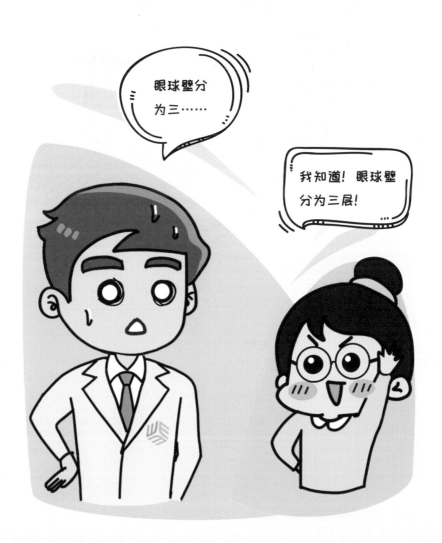

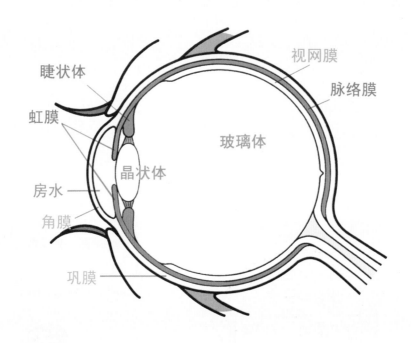

睫状体

虹膜

房水

角膜

晶状体

玻璃体

视网膜

脉络膜

巩膜

眼球壁分为三层（在图中已用色彩区分）：

外层：角膜、巩膜

中层：虹膜、睫状体、脉络膜

内层：视网膜

照相机最前面的镜头——角膜

眼球壁外层前 1/6 为透明的角膜，后 5/6 为乳白色的巩膜。

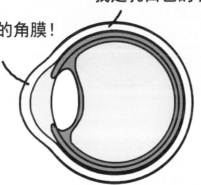

我是乳白色的巩膜！

我是透明的角膜！

1. 角膜和巩膜起着支撑眼球形状、保护眼内容物的作用。

2. 角膜为透明状，可透过光线，起着重要的屈光作用。

3. 角膜有丰富的感觉神经，以致"眼睛里容不得一粒沙子"。

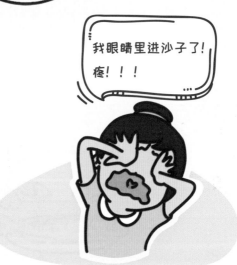

我眼睛里进沙子了！
疼！！！

我们的天然"美瞳"—— 虹膜　●

透过透明的角膜，我们可以看到棕色圆盘状的虹膜（虹膜颜色与人种有关，如白种人的虹膜是蓝色的）。

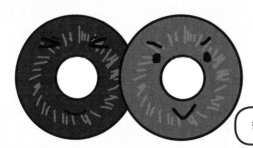

我们就是你天然的"美瞳"！

虹膜中央有一个圆孔称为瞳孔，瞳孔的大小可不断变化，如光线强时瞳孔变小，光线弱时瞳孔变大。

我的瞳孔才不是因为看到鱼才变大的呢！

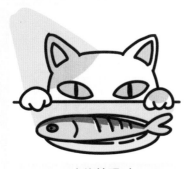

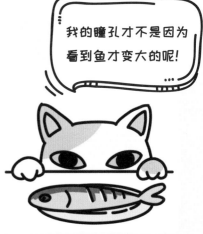

光线较强时　　　　　　光线较弱时

看近物和控制眼压的高手
——睫状肌

看近物时

晶状体变凸

睫状肌

看远物时

晶状体变扁

> 睫状体里有睫状肌。睫状肌收缩时，晶状体变凸，可使眼睛看清近距离的目标，这就是眼睛的调节作用。睫状肌舒张时，晶状体变平，可使眼睛看清远距离的目标。

> "小睫"我力量大着呢!

> 维持眼内压还要靠我呢!

> 睫状体还可以分泌房水，有维持眼内压的作用。

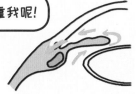

营养学家兼暗箱能手——脉络膜

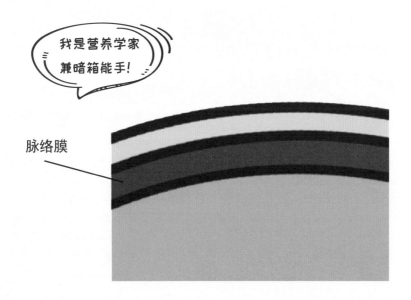

我是营养学家兼暗箱能手!

脉络膜

脉络膜贴在巩膜内面，占眼球壁中层的大部分，它不但对形成眼球的暗箱起着重要作用，还供给眼球大部分营养，包括视网膜外层的营养。

"照相机"的感光底片：视网膜

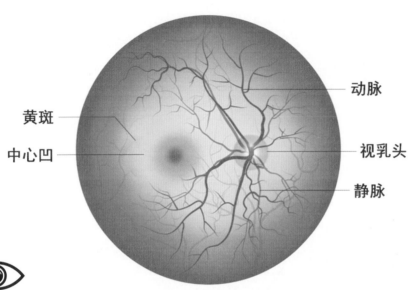

黄斑
中心凹
动脉
视乳头
静脉

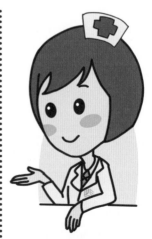

内层视网膜紧贴在脉络膜的内面。视网膜是眼底的一层神经组织，其重要结构有黄斑部、视盘、视网膜血管等。

视网膜中有两种感光神经细胞：

视锥细胞：感知强光和色觉，位于黄斑部，黄斑中心凹处只有视锥细胞。

视杆细胞：感知弱光，黄斑中心凹处缺乏，距中心凹0.13mm 处开始出现并向周边逐渐增多。

视乳头（也叫视盘）处没有光感受器细胞，在视野中表现为生理盲点。

小小快递员——视神经

我们的大脑有 12 对颅神经，其中支配眼睛的周围神经就有 6 对：视神经、动眼神经、外展神经、滑车神经、三叉神经、面神经，另外还有自主神经、交感神经和副交感神经，这些神经都是由大脑发出的周围神经。

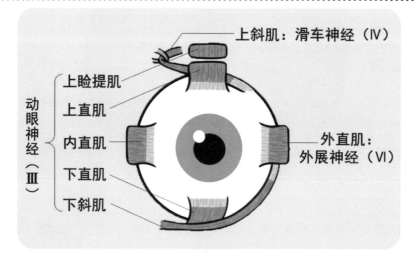

视神经主要作为信息的通路，将眼睛接收到的外界视觉信息传递给大脑。

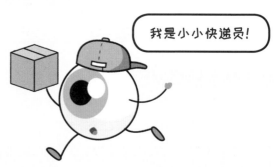

睁眼闭眼都得依靠我

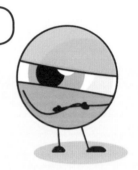

眼球运动，眼睑想睁开，都得依靠我！

动眼神经、外展神经、滑车神经主要支配眼球的运动和眼睑的睁开。

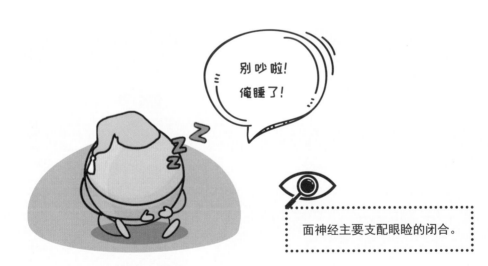

别吵啦！
俺睡了！

面神经主要支配眼睑的闭合。

眼睛痛是因为有我

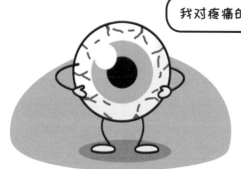

我对疼痛的感觉最灵敏了呜呜呜……

三叉神经主要支配眼睛的感觉。

我是小小魔术师!

交感神经、副交感神经有支配瞳孔
的张大和缩小、分泌泪液等功能。

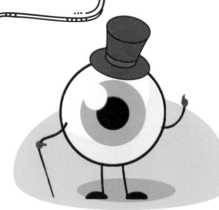

眼球是"灯泡"，视神经通路是"电线" ●

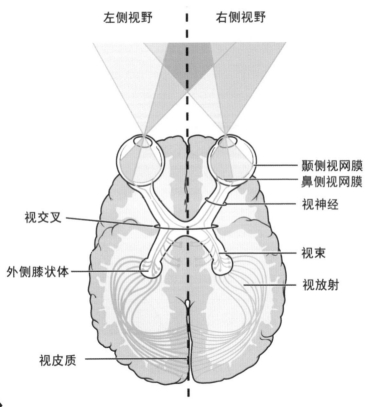

左侧视野　右侧视野

颞侧视网膜
鼻侧视网膜
视神经

视交叉

视束

外侧膝状体

视放射

视皮质

视网膜上的视神经乳头又叫作视盘，从视盘至大脑枕叶视中枢的视神经通路叫作视路。如果把眼球比喻为灯泡，视神经就相当于电线，我们眼睛接收到的信息都是从视网膜传递到视神经，再传递到大脑的。

眼球和视神经可要好呢

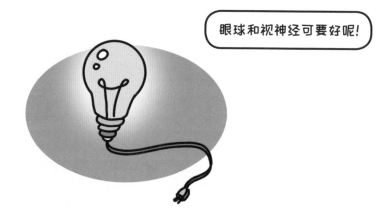

眼球和视神经可要好呢！

眼球与大脑密切相关，眼睛的异常表现常能为中枢神经系统疾病的诊断提供线索。在临床工作中，通过中心和周边视野的检查，可以对视路损伤进行定位。

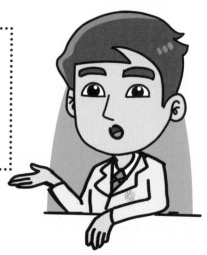

眼睛视网膜的供血不足

视网膜具有两套血液供应系统：视网膜中央血管系统营养视网膜内五层，脉络膜睫状血管系统营养视网膜外五层。黄斑中心凹完全由脉络膜血管供应。如果供血不足，也会影响视网膜神经的功能。

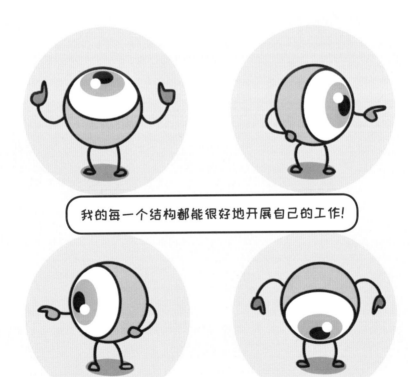

我的每一个结构都能很好地开展自己的工作!

眼内容物

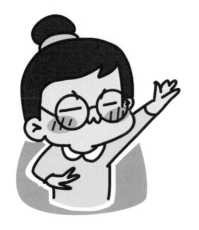

眼内容物包括房水、晶状体和玻璃体。房水主要起着维持正常眼内压的作用。

晶状体是个双凸透镜。

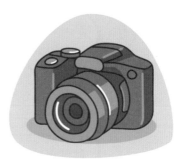

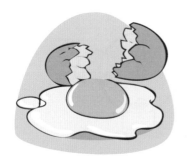

玻璃体像黏稠透明的鸡蛋清，占据了眼球内 4/5 的空间，起着维持眼球形状的作用。

变焦镜头——眼球的屈光系统

角膜、房水、晶状体、玻璃体共同组成了眼球的屈光系统。其中角膜的屈光力最大，占总屈光力的 3/4。晶状体的屈光力占 1/4，而且晶状体的屈光力是可以改变的。外界信息必须通过屈光系统才能到达视网膜，它们中任一方发生混浊都会影响视力。

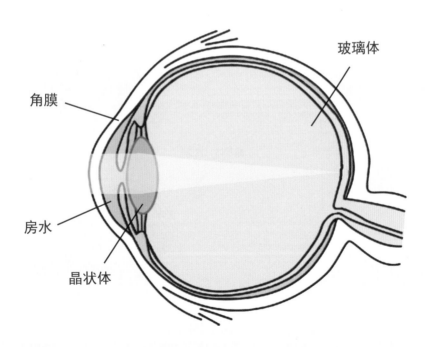

玻璃体

角膜

房水

晶状体

小 结

从眼球的结构可以看出，我们的眼睛很像一台全自动照相机：角膜是镜头；瞳孔是光圈；晶状体是变焦镜头；眼球血管膜围成了暗箱；视网膜是高级的"底片"；视神经是传递眼球底片信息的电线。

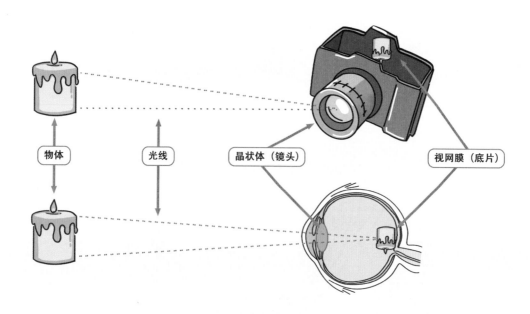

保护眼球的兄弟姐妹们——眼附属器

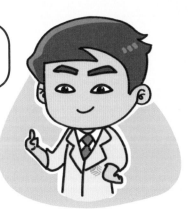

讲完了眼球的结构，我们再来了解一下眼睛的附属器吧。

人眼一共有五个眼附属器：眼睑、结膜、泪器、眼外肌、眼眶。

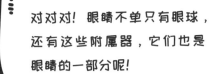

对对对！眼睛不单只有眼球，还有这些附属器，它们也是眼睛的一部分呢！

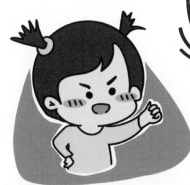

29

温柔的眼睑

●

眼睑位于眼球的前方，它的作用是保护眼球免受外伤、强光、烟尘、异物等的损害。通过眼睑收缩引起睑裂大小的变化，可以协助瞳孔调节进入眼内的光线。

眼睛的睁开由受动眼神经支配的提上睑肌和受交感神经支配的 Müller 肌（也称睑板肌）完成，而眼睛的闭合则由受面神经支配的眼轮匝肌完成。

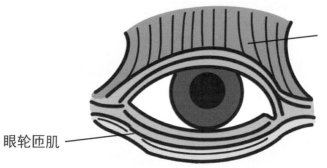

提上睑肌

眼轮匝肌

常见的眼睑疾病有：霰粒肿、麦粒肿、上睑下垂等。

"保护神" 结膜

结膜是一层薄而透明的黏膜，覆盖在眼睑内面和眼球前表面，从而连接眼睑与眼球，起着保护眼球的作用。

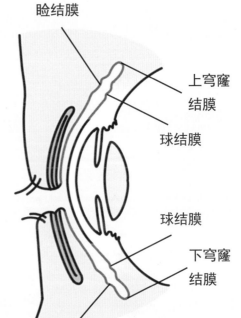

睑结膜

上穹窿结膜

球结膜

球结膜

下穹窿结膜

睑结膜

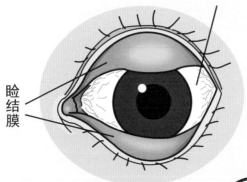

球结膜

睑结膜

常见结膜疾病有：翼状胬肉、结膜炎等。

多愁善感的泪器妹妹

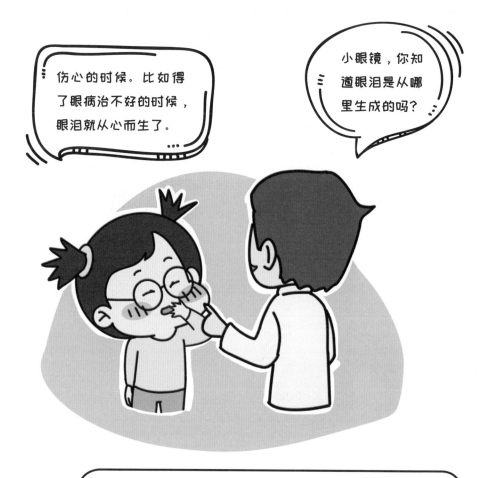

伤心的时候。比如得了眼病治不好的时候，眼泪就从心而生了。

小眼镜，你知道眼泪是从哪里生成的吗？

哈哈哈，在眼睛的附属器官中，泪器是分泌和排出眼泪的主要器官。眼泪肯定是从眼睛里生成的呀！

眼泪到底是怎么流出来的 ●

泪器分为分泌部（出水口）和排出部（排水管道或泪道）。分泌部包括泪腺和副泪腺；排出部包括泪小点、泪小管、泪总管、泪囊、鼻泪管。红色箭头表示泪液从分泌到流出的过程。

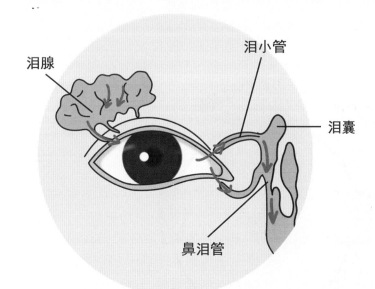

泪腺

泪小管

泪囊

鼻泪管

常见的泪器疾病有：泪囊炎、泪道阻塞等。

眼外肌弟弟一顽皮，我们就得了斜视，甚至造成弱视

那些患了斜视的小朋友就是眼外肌或者支配眼外肌的神经出了问题。眼外肌包括四条直肌和两条斜肌，分别为上直肌、下直肌、外直肌、内直肌、上斜肌、下斜肌。

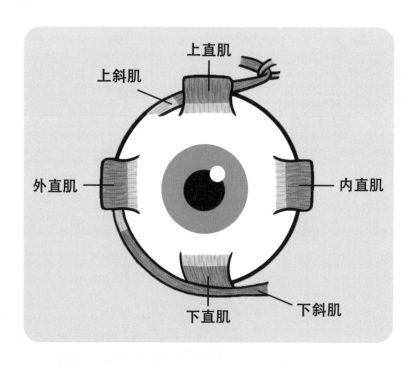

各眼外肌运动轨迹表

肌肉名称	主要作用	次要作用	神经支配
内直肌	内转	无	动眼神经
外直肌	外转	无	展神经
上直肌	上转	内旋 内转	动眼神经
下直肌	下转	外旋 内转	动眼神经
上斜肌	内旋	下转 外转	滑车神经
下斜肌	外旋	上转 外转	动眼神经

眼球靠眼外肌的收缩和松弛产生协调的运动。眼外肌疾病主要表现为斜视、眼球运动障碍、双眼协调运动受损、不能维持融合。患者可出现复视，年幼的患儿还可形成斜视性弱视。

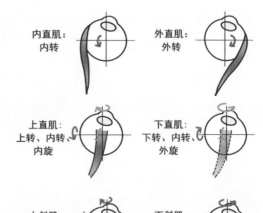

由七块骨头组成的眼眶大哥

眼眶指位于颜面部（也就是脸部）鼻根部两侧的一对左右对称的四边棱锥形骨腔。
其尖端朝向后内，与颅腔相通。眼眶内藏有眼球和其附属组织，眼睑覆盖在其上。
眶壁由七块头骨组成，眶腔有上、下、内、外四个眶壁，各眶壁的骨质厚薄不一，
外侧壁较厚，内侧壁较薄。成人眼眶的容积约为 25~28ml，眼眶深度为 4~5cm。

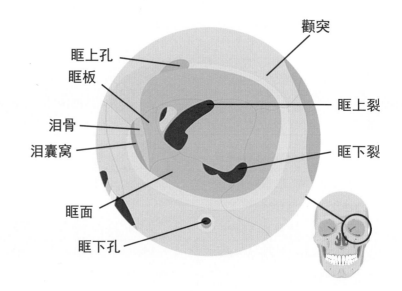

眶上孔
眶板
泪骨
泪囊窝
眶面
眶下孔
颧突
眶上裂
眶下裂

眼眶疾病大致可分为炎症、肿瘤、外伤、先天性疾病、
代谢和内分泌性疾病及寄生虫类疾病等。

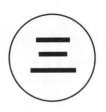

近视防控篇

近视："照相机"成像在视网膜之前 ●

> 正常人的眼睛在调节放松的情况下，距离5m远的物体经过眼球的屈光系统折射后正好成像在视网膜上，如果成像在视网膜之前，则称为近视。

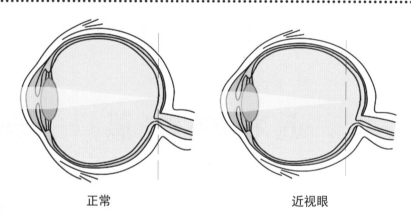

正常 　　　　　　　　　　　　　近视眼

近视表现为：看得清近处的物体，但是看不清远处的物体。

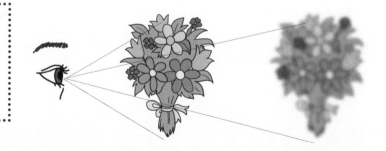

近视儿童眼中的模糊世界

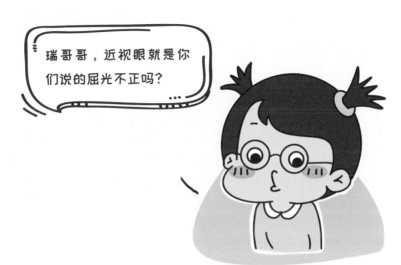

瑞哥哥，近视眼就是你们说的屈光不正吗？

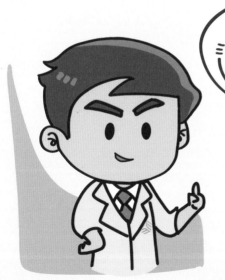

是啊！但是除了近视眼，屈光不正还包括远视眼、散光眼。

近视的分类

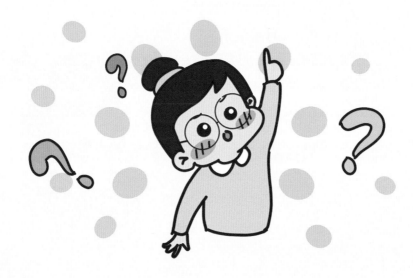

近视的分类

1. 根据近视度数分为：

· 轻度近视：指低于 300 度的近视。

· 中度近视：指 300 ～ 600 度的近视。

· 高度近视：指 600 度以上的近视。

2. 根据病程进展和病理变化分为：

· 单纯性近视：常见于轻度和中度近视。

· 病理性近视：常见于高度近视。

失明和低视力的罪魁祸首——高度近视

病理性近视危害很大，它会严重影响视力，甚至造成失明性的眼底病变，如黄斑出血／新生血管、视网膜脱离／视网膜裂孔、开角型青光眼等。所以高度近视已成为导致失明和低视力的主要原因之一。

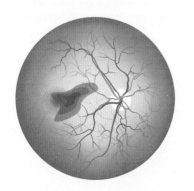

（黄斑出血／新生血管）

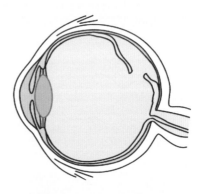

（视网膜脱离／视网膜裂孔）

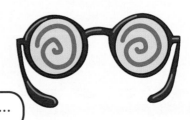

我现在已经是一个非常值得重视的家伙了……

你的近视会遗传给孩子吗

持续长时间的近距离用眼是近视发生和发展的重要环境因素，遗传因素也是影响近视发病的因素之一。中低度近视是环境和遗传因素共同作用导致的。高度近视者，特别是有病理性改变者，遗传因素占了很重要的方面。一般来说，如果父母一方或者双方是近视或高度近视，就要特别注意，须尽最大可能避免容易发生近视的环境因素。

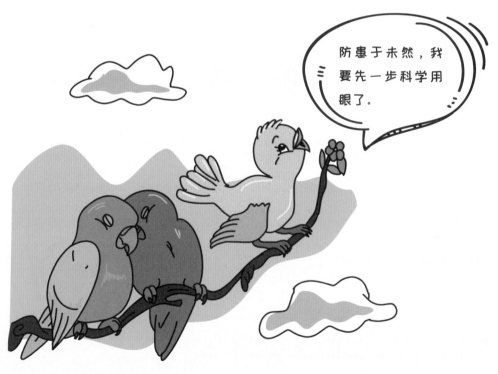

防患于未然，我要先一步科学用眼了。

防患于未然，帮孩子养成科学用眼习惯

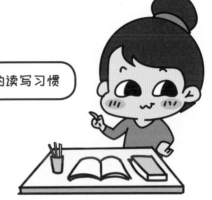

青少年应该养成良好的读写习惯

1. 坐姿要端正。来学习《写字姿势歌》吧！写字时做到"三个一"：眼睛离书一尺远；手离笔尖要一寸；胸离桌沿要一拳。不歪头写字，不在坐车、行走或者卧位时阅读。

2. 高度、照度要合适。课桌高度合适，桌面采光良好，平均照度不低于 500 勒克斯[1]（lux）。

3. 用眼时间控制好。连续读写时间不要过长，小学生 20 分钟为宜，中学生最好不超过 40 分钟。休息期间通过远眺放松眼睛。

---

1. 勒克斯（lux），是照度（luminance）的单位。适宜阅读和缝纫等的照度约为 500 勒克斯。

户外活动 + 高强度光照：近视越来越少了

充足的户外活动是近视的保护因素。

请记住：每天 2 个小时，每周 14 个小时的户外活动，可以明显降低近视的发生率。
户外活动的核心要素在于户外的高强度光照，而不是活动强度。

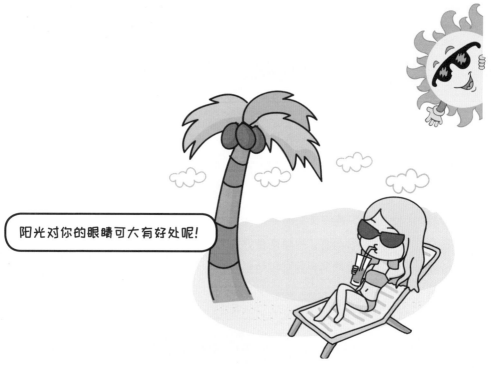

阳光对你的眼睛可大有好处呢！

近视的早期发现：瑞哥哥教爸爸妈妈识别孩子的近视

· 要留心观察

家长要留心观察。如果发现孩子看远时眯眼、频繁揉眼、看东西喜欢贴近看，并且学习成绩不明原因下降等，都要注意了。

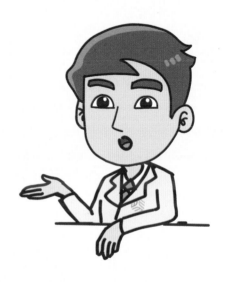

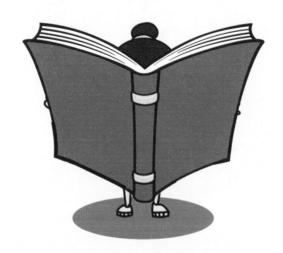

近视的早期发现：普姐姐教你用视力表测近视 ●

· 通过家用视力表来测量视力

在家可以通过家用视力表来测量视力。将视力表张贴在明亮处，受检者站在视力表规定距离处（一般为5m），将视力表 1.0（5 分记录法为 5.0）处对应的一行视标的高度平行于受检者眼睛高度。两只眼睛交替检测。通常先遮挡左眼，测量右眼；然后再遮挡右眼，测量左眼。如果有任何一只眼睛的视力低于正常标准，就要去医院检查了。

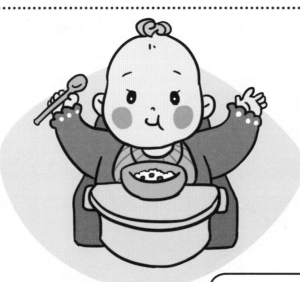

吧唧吧唧吧唧……我也要测量视力

近视的早期发现：建立儿童眼健康档案

·建立儿童眼健康档案

最好的方法就是建立儿童眼健康档案，定期进行屈光检查。这也是在当前近视发病率极高的情况下，医生强烈推荐的方法。

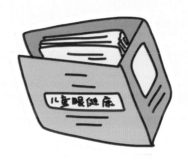

儿童眼健康

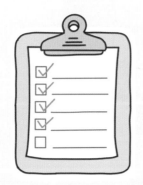

·定期进行眼部检查

每 3~6 个月检查一次，检查项目包括视力、屈光状态、眼轴等眼部情况，以及身体发育指标和用眼习惯等。

近视的早期发现：你不知道的视力和眼球发育的关系

· **连续追踪眼睛和身体的发育情况**

连续追踪眼睛和身体的发育情况，并与同龄孩子正常值相比，当相关的检查指标异常，表现出近视的趋势时，及时发出预警，引起家长重视。

· **及时采取措施**

措施要及时，以避免或延后近视的发生。如果已经发生近视，则需控制近视度数的增长。

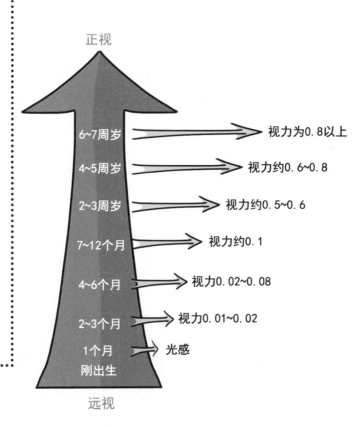

正视

6~7周岁 —— 视力为0.8以上

4~5周岁 —— 视力约0.6~0.8

2~3周岁 —— 视力约0.5~0.6

7~12个月 —— 视力约0.1

4~6个月 —— 视力0.02~0.08

2~3个月 —— 视力0.01~0.02

1个月 —— 光感
刚出生

远视

同龄儿童视力正常值表

近视的早期发现：教爸爸妈妈观察孩子近视发展情况

三岁以下的小朋友不能查视力怎么办？

爸爸妈妈可以通过观察孩子以下情况大致了解孩子的视力情况哦。

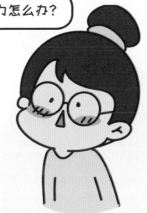

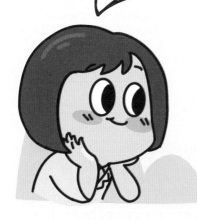

1～2个月：可注意到较大的物体。

2～3个月：开始注视，不仅能注视静止物体，还能追随物体。

4～5个月：出现防御性眨眼，开始辨别红、蓝、黄色。

6～8个月：有稳定的注视。

9～11个月：开始辨别物体的大小、形状及移动的速度。

1岁：能看清更多细小的物体。

2岁：目光能追逐天上的飞机。

远视储备：小宝宝都有的生理性远视

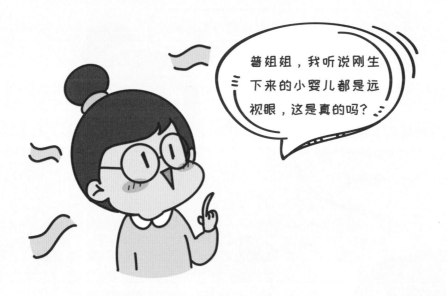

普姐姐，我听说刚生下来的小婴儿都是远视眼，这是真的吗？

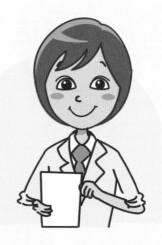

是的，正常情况下，刚出生的婴儿是生理性的轻度远视状态，不过这种远视叫作远视储备。随着小朋友的发育，眼轴不断增长，远视储备越来越少，逐渐向正视眼发展。如果眼轴继续增长就变成近视眼了。

近视早期信号：宝宝提前"吃完"远视储备

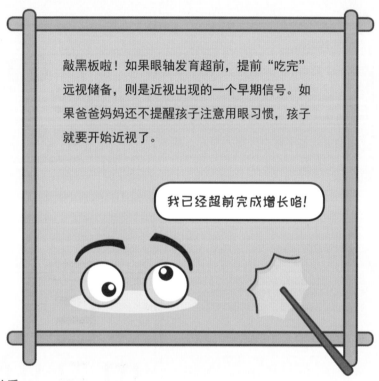

敲黑板啦！如果眼轴发育超前，提前"吃完"远视储备，则是近视出现的一个早期信号。如果爸爸妈妈还不提醒孩子注意用眼习惯，孩子就要开始近视了。

我已经超前完成增长咯！

年龄和远视储备的关系

年龄	远视储备
3~4 岁的儿童	200~250 度
5~6 岁的儿童	150~200 度
7~8 岁的儿童	100~150 度
8~12 岁的儿童	0~100 度

儿童近视需要做的一般检查

1. 视力检查

第一个要做的当然是视力检查，通过视力检查，可以简便迅速地将可疑近视儿童筛查出来。远视力和近视力都要查。如果远视力不好，近视力很好，基本上就能确定是近视了。

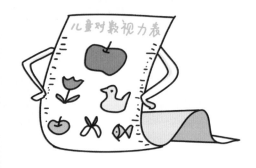

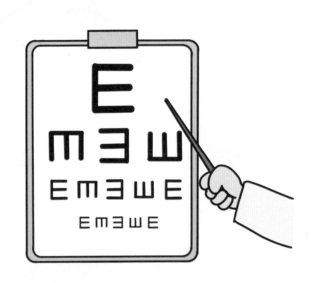

2. 裂隙灯检查和眼底检查

了解角膜、晶状体、玻璃体、眼底等部位有无病变。

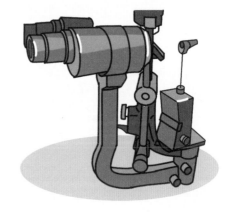

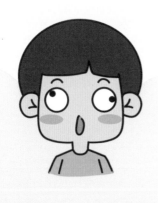

3. 眼位检查和眼球运动检查

了解有无斜视等。

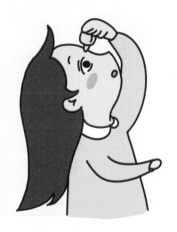

4. 散瞳验光检查

别忘了一个很重要的检查：散瞳验光。这实质上是睫状肌麻痹验光，让医生了解不调节状态下的真实近视度数。再结合有无斜视、双眼平衡、戴镜舒适性等多种综合因素，给出适合的配镜处方。

注意：

孩子调节力强——需要散瞳；

10 岁以前建议散瞳验光；

远视、弱视建议散瞳验光；

由医生来判断是否散瞳。

散瞳后，孩子的眼睛会受到伤害吗

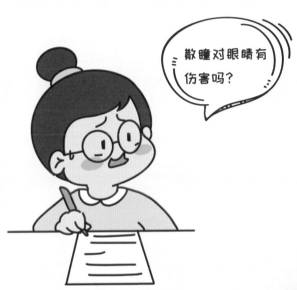

散瞳对眼睛有伤害吗？

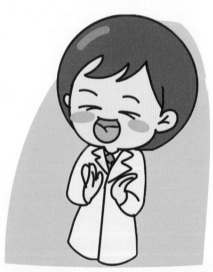

放心吧，一般情况下，散瞳对眼睛不会造成伤害。散瞳后会出现畏光、看近处模糊的现象。根据使用的药物不同，有的需要6~8小时，有的需要2~3天，有的需要2~4周恢复，药效作用消失，瞳孔将恢复如初。要记住，必须在医生的指导下进行哦！

儿童近视需要做的特殊检查 ●

1. 角膜曲率检查
了解角膜前表面的形态、散光大小及变化等。

要注意观察我哦!

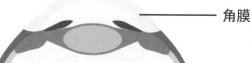
角膜

看看我增长的速度!

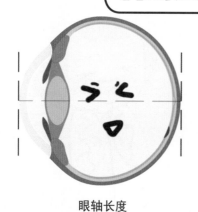

眼轴长度

2. 眼轴检查
眼轴检查包括测量眼轴长度等。发育期儿童的眼轴长度增长过快可能导致近视的苗头出现。

3. 双眼视检查

立体视觉以双眼单视为基础。双眼单视包括同时视、融合视、立体视三种功能。立体视觉是最重要的高级视功能，外界物体同时成像在双眼的视网膜上，再通过视神经传递到大脑，融合成一个单一的像，称为"双眼单视"。能够双眼单视的人看东西才有立体感哦。

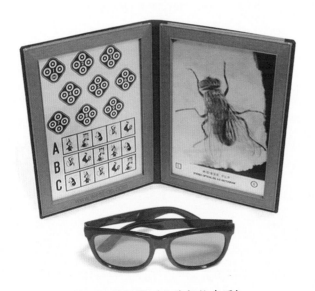

Titmus 苍蝇图（立体视检查图）

有立体视者能感知苍蝇翅膀高高浮起

如果斜视、屈光参差（双眼的屈光度数不一样，超过 250 度），都会因为大脑融像困难而导致没有双眼单视功能，没有立体视。

57

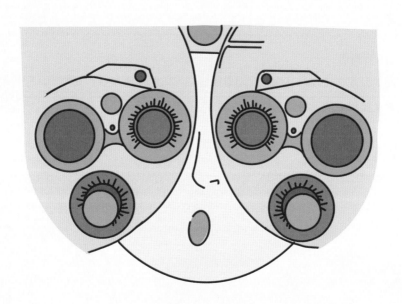

4. 调节与聚散功能检查

如果出现视力模糊、视疲劳，近距离阅读有眼酸、眼痛、重影等症状时，尤其需要做此项检查。

调节功能：

详见 P17 睫状肌的调节作用。调节是眼睛为了看清近距离目标的一个自动反应过程，相当于照相机的变焦过程。

人眼的聚散功能：包括集合和发散两个过程。人眼看近目标时，两眼球会内转，使两眼视线同时指向近目标，这个过程叫作集合。人眼看远目标时，两眼的视轴是平行的，当两眼由看近转变为看远时，两眼球由内转状态恢复到两眼视轴平行，这个过程叫作发散。

集合：

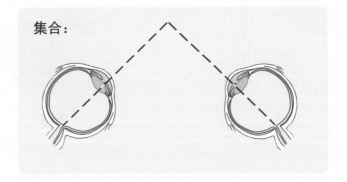

发散：

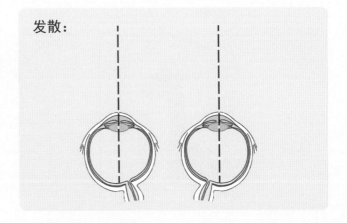

5. 眼压检查

高度近视并发青光眼时，眼内压会增高；眼压高也可能引起眼轴增长过快。

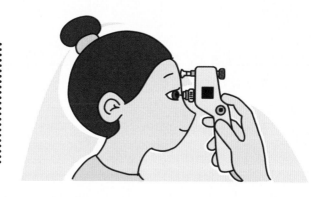

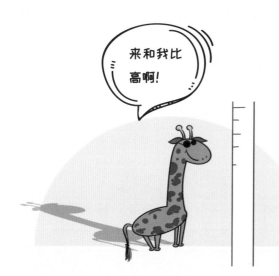

来和我比高啊!

6. 身高检查

儿童在生长发育快的时期用眼过多，也是眼轴增长快的原因。

儿童眼健康档案里都有什么 ●

给孩子建立儿童眼健康档案是有必要的。从孩子上幼儿园开始，爸爸妈妈应定期带孩子去医院检查，了解孩子的视力、屈光度、眼轴长度、角膜曲率和眼底等发育情况，建立儿童眼健康档案，有助于早期发现视力不良、有近视倾向和已近视的儿童，从而分档管理并制订相应干预措施。对于有高度近视家族史的儿童，医生应加强定期随访，进行重点防控。

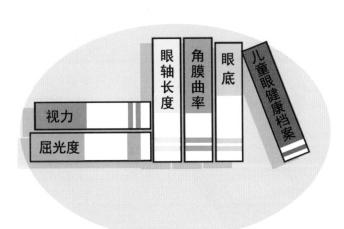

青少年近视增长 "跑得快"

普姐姐，我有问题要向您咨询。我表姐上小学三年级，最近她总觉得看东西越来越不清楚了，这是怎么回事啊？

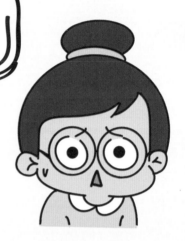

黑板上的字我都看不清了……

估计你表姐的近视加深了哦！

为儿童和青少年的眼睛"减负",降低近视整体发生率

青少年时期身体发育比较快,眼球也在发育,如果看书和写作业的用眼强度增加的话,近视度数的增长会越来越快。如果长时间上网课或者玩电子产品的话,近视度数增长就会更快。

那么,多大的孩子最容易得近视呢?

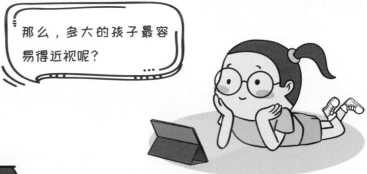

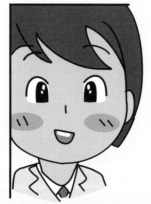

由于年龄越小,眼轴发育得越快,所以防控近视应当从学龄前儿童(3~6岁)抓起。要减轻儿童和青少年的用眼负担,多做户外运动。

时光不能倒流，近视无法治愈 ●

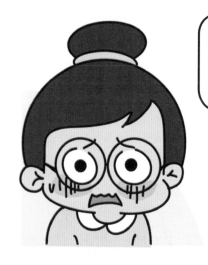

瑞哥哥，像我和我表姐这样，一旦得了近视，还能完全恢复吗？难道就要永远模模糊糊地看世界了吗？

一旦近视，眼球是无法回到未近视的状态的。正如孩子到了 12 岁，身高已达到或超过 1.5m，那么便再也无法回到 10 岁那年的时光，身高也无法回到之前的 1.3m 了。

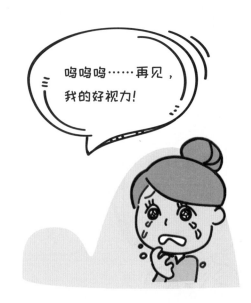

呜呜呜……再见，我的好视力！

近视：一直被治疗，无法被治愈，可以被矫正

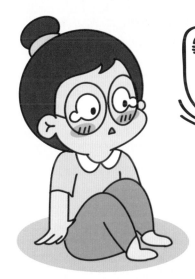

> 那我们岂不是太惨了，这可怎么办啊？瑞哥哥快来帮帮我们！

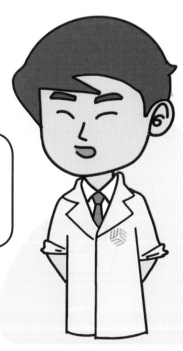

> 先别急着哭，我们还是有办法来矫正近视的。可以通过一些方法，帮助纠正眼睛的屈光状态，将眼前的物像正好聚焦在视网膜上，并且还能控制近视度数的增长。

矫正近视的方法有不少

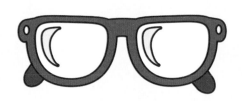

1. 框架眼镜

2. 角膜接触镜（隐形眼镜）

孩子成年后，也有一些方法可以矫正近视：

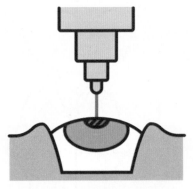

3. 激光手术

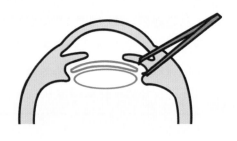

4. 有晶体眼的人工晶体植入手术

"小眼镜"作用简单却有效 ●

外号"小眼镜"的我天天戴着框架眼镜就可以控制近视发展程度了吗?

戴框架眼镜是最简单安全的近视矫正措施。近视眼镜其实就是中间薄周边厚的凹透镜。普通单焦点镜片的眼镜能矫正儿童视力,双焦点镜片、渐进多焦点镜片、周边近视性离焦镜片等眼镜有较好的减缓近视发展的作用。

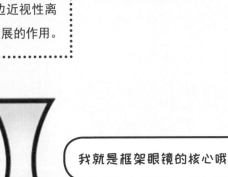

我就是框架眼镜的核心哦!

框架眼镜的度数一定要合适

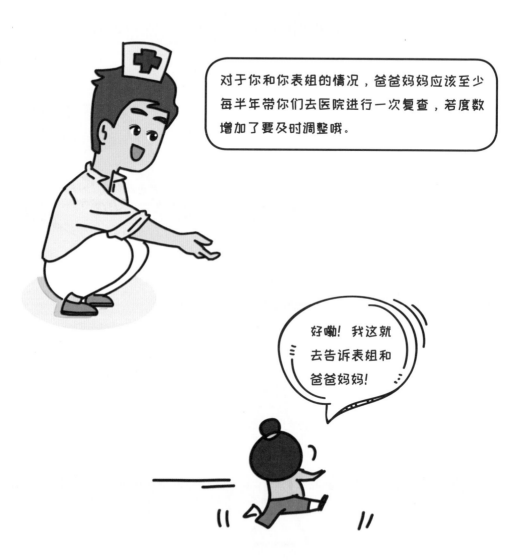

对于你和你表姐的情况，爸爸妈妈应该至少每半年带你们去医院进行一次复查，若度数增加了要及时调整哦。

好嘞！我这就去告诉表姐和爸爸妈妈！

又美又能矫正近视的隐形眼镜 ●

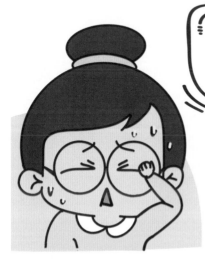

瑞哥哥，现在天气越来越热，我真的不想再戴框架眼镜了，有没有能矫正视力的隐形眼镜？

哈哈，让我来告诉你!

隐形眼镜是戴在眼球表面的一种轻薄的角膜接触镜，分为软性角膜接触镜和高透氧的硬性角膜接触镜。二者区别在于：软性角膜接触镜舒适性较好；硬性角膜接触镜透氧性较好。

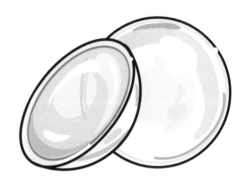

你用过角膜塑形镜给角膜 "塑形" 吗

> 这就是那款晚上佩戴，白天视力便可改善的塑形镜吗？

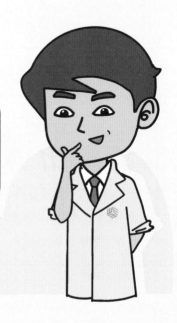

> 没错哦！角膜塑形镜是一种高透氧的硬性角膜接触镜。通过夜间戴在眼球表面，使佩戴者原来存在的近视、散光等问题得到特殊且有效的矫正。

角膜塑形镜："高大上"的近视矫正"神器"

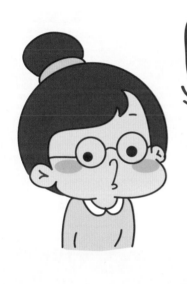

需要整晚长时间地佩戴……它的制作材料安全吗？

这你就多虑啦！角膜塑形镜是美国眼科专家和航天材料专家合作，利用高透氧的航天材料研制出的新一代高科技近视矫正及度数控制产品。

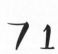

如何给你的角膜 "塑形" ●

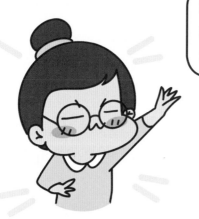

> 我昨天戴着角膜塑形镜睡觉，今天起床后不戴眼镜也看得很清楚，简直是太爽了！

闭眼戴镜 8 小时左右，通过戴镜产生的机械力学及流体力学作用，改变角膜前表面上皮层的分布，使得中央部变薄（曲率变小、变平），中周部变厚（曲率变大、变陡），暂时重塑角膜屈光力。早晨取下镜片后，中央物像可以成像在视网膜上，因此白天不戴镜时视觉是清晰的。

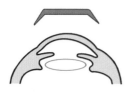

塑形前

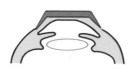

塑形中

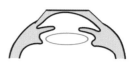

塑形后

让"塑形"过的角膜还你一个清晰视界

我懂了！原理就是使角膜按照设定的合理形状发生变形，第二天早上看东西时就变清楚了呗。

角膜塑形镜控制近视增长的原理

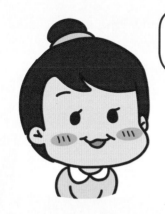

普姐姐，如果我长期佩戴角膜塑形镜，我的近视度数的增长速度会慢一些吗？

那是肯定的！近视度数的增长实质上是眼轴的增长。所以，控制近视度数增长实质上是要控制眼轴的增长。夜间佩戴角膜塑形镜，早晨取镜后，不仅能使中央物像成像在视网膜上，而且周边的物像能处于视网膜前，使视网膜有向物像靠拢的倾向，因此眼轴向后增长就会慢一些。

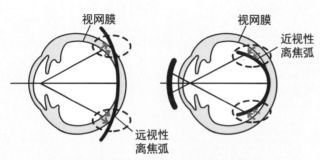

远视性离焦弧　　　近视性离焦弧

角膜塑形镜科学佩戴无隐患 ●

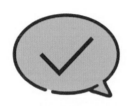

1. 不会留下后遗症。佩戴角膜塑形镜是物理性的治疗过程，其作用在角膜上皮层，仅使得角膜上皮细胞重新排列分布，进而改变角膜曲率，因此并不会对角膜的生理结构和性能造成实质性的改变。只要科学佩戴，就不会留下后遗症。

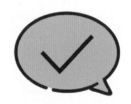

2. 不会影响今后实施近视眼手术。停戴 30~90 天后，角膜上皮分布、角膜曲率即会恢复原样，因此不会留下后遗症。

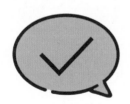

3. 不能治愈近视。因为佩戴塑形镜的治疗作用是可逆的，因此不能彻底治愈近视。

让专业医生指导你给角膜 "塑形"

对于佩戴角膜塑形镜，专业医生的指导是重中之重，操作要求也相当严格。

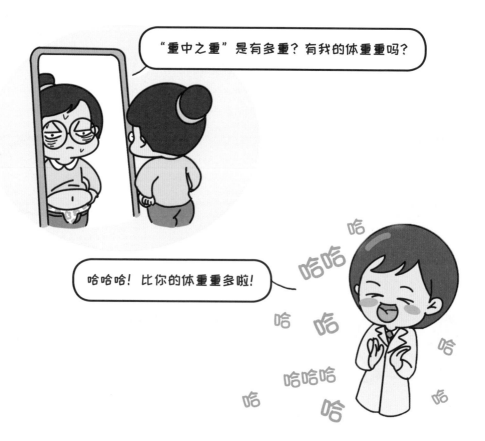

·如果患有结膜炎、角膜炎、严重干眼症，或年龄不到 8 岁，以及高度近视（600 度以上）都不建议佩戴。

·要请专业医生检查角膜。角膜弧度太平或太陡了也不适合佩戴角膜塑形镜。

·佩戴时还要学会摘戴镜片、清洁护理镜片，并且生活起居习惯要规律，讲究卫生。配镜后要根据医生的要求坚持复查。

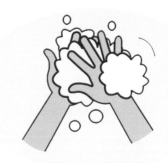

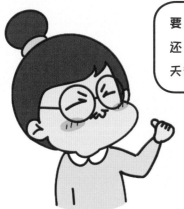

要求虽然多了点，但是只要白天不用戴眼镜，还能控制延缓我的近视发展就已经超赞了，明天我就去检查！

用低浓度阿托品滴眼剂，孩子近视"长"得慢 •

研究发现：低浓度阿托品滴眼剂可以有效延缓部分儿童近视的发展，是控制近视的方法之一。虽然低浓度阿托品滴眼剂副作用极少，但仍有部分人群有不良反应。一定要在医生的指导下使用！

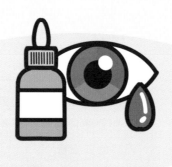

蓝光不是"蓝色的光"

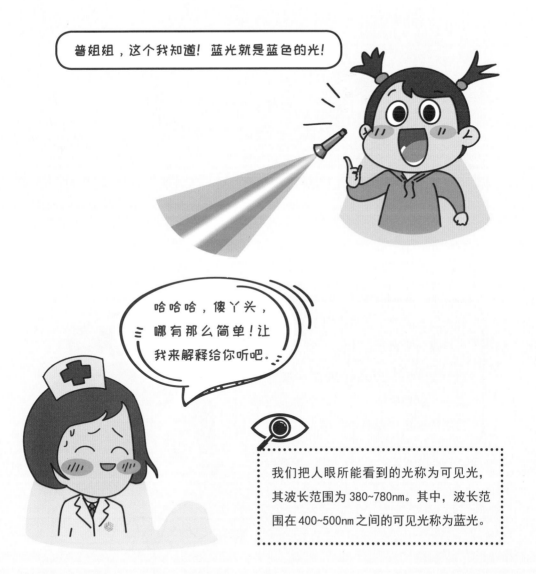

普姐姐，这个我知道！蓝光就是蓝色的光！

哈哈哈，傻丫头，哪有那么简单！让我来解释给你听吧。

我们把人眼所能看到的光称为可见光，其波长范围为 380~780nm。其中，波长范围在 400~500nm 之间的可见光称为蓝光。

蓝光真的会伤害孩子的眼睛吗 ●

为什么有人说蓝光对眼睛不好呢?

蓝光分为两类:一类是有益蓝光;另一类是有害蓝光。

后半段 450~500nm 的蓝光是有益蓝光,它很厉害,可以帮助我们调节生物钟,还能调节人的记忆力等。

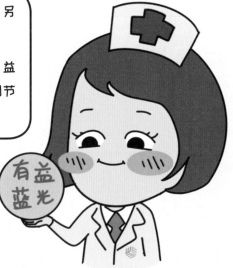

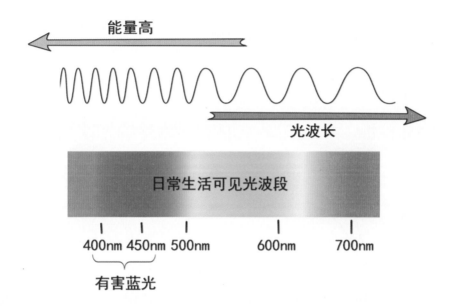

能量高

光波长

日常生活可见光波段

400nm 450nm 500nm　600nm　700nm

有害蓝光

前半段 400~450nm 之间的短波蓝光称为有害蓝光。我们日常所使用的 LED 灯、手机、电脑等产品的显示屏所发出的光线中大多含有不规则频率的短波蓝光。短波蓝光波长短、能量高，照射时可以直达眼睛视网膜，长时间接受短波蓝光照射会伤害我们的眼睛。

这样的短波蓝光照射尤其对儿童的眼睛不利，这是由于儿童的瞳孔较大，加之儿童眼球较为清澈的晶状体很难抵抗蓝光侵害，更加容易引发白内障和眼底黄斑病变。

所以年龄越小，连续使用电子产品的时间要越短，要有意识控制孩子特别是学龄前儿童使用电子产品的时间，儿童在 3 岁前不能使用电子产品。

要不要给孩子戴防蓝光眼镜 ●

防蓝光眼镜主要通过镜片表面的镀膜将有害蓝光反射，或者在镜片基材中加入防蓝光因子，将有害蓝光吸收，同时尽量保留有益蓝光波段。

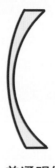
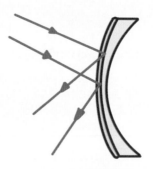

普通眼镜　　　　　　　　　　　防蓝光眼镜

自然光线是连续的光谱，包括红、橙、黄、绿、青、蓝、紫七种光。其中，蓝光所占比例较小。而电子产品的光源是 LED 光源，是由红、绿、蓝三种光组成的，蓝光所占比例相对大。尽管合格的电子视频终端发出的蓝光非常弱，我们仍然要避免长时间使用电子产品，以防有害蓝光对眼睛的伤害。

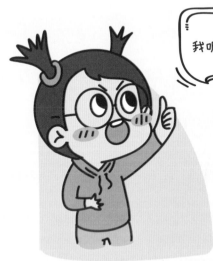

我听懂了！我来总结！

嘿嘿！我是不是越来越厉害啦？现在可不可以叫我小眼镜医生呀！

·防蓝光眼镜主要有两个作用：1. 削弱短波有害蓝光的能量。2. 保留有益蓝光波段。

·处在生长发育中的青少年，如果我们能避免长时间使用电子产品，是不必戴防蓝光眼镜的。

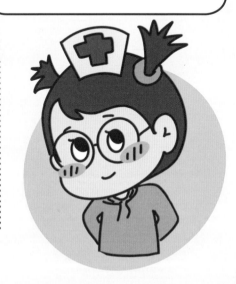

83

如果你属于这样的人群，则需佩戴蓝光眼镜

·有黄斑疾患的人群，如年龄相关性黄斑变性、黄斑裂孔、糖尿病性眼底病变患者，更需要防止蓝光对视网膜的伤害。

·每天长时间（8小时以上）盯着电子产品屏幕的成年人。

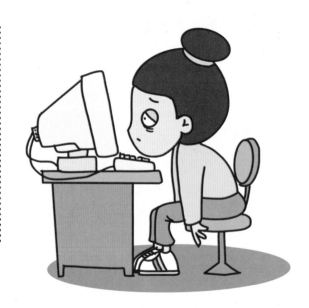

因为防蓝光眼镜过滤了有害蓝光，因此从外观上看，镜片会略显黄色。

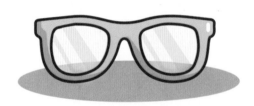

那些预防近视的小秘密

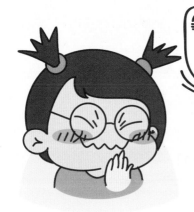

瑞哥哥，快告诉我一些预防近视的小秘密吧!

来了来了! 预防近视要做到以下几点:

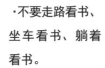

·看电视、手机、玩电子游戏不超过 20 分钟。

·不要走路看书、坐车看书、躺着看书。

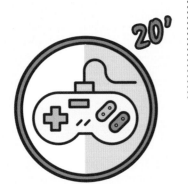

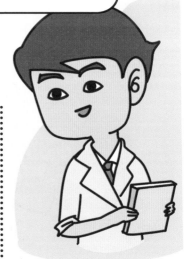

・不要在黑暗的地方看书或看手机。

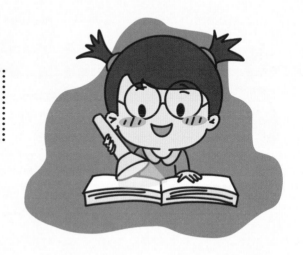

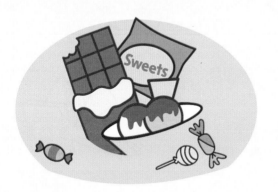

・少吃这些食物可以预防近视：蛋糕等甜点、碳酸饮料、糖果。甜食摄入过多，会消耗体内大量的维生素 B_1，降低体内的钙质，使眼球壁的弹力减弱，导致近视发生。

小 结

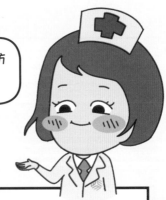

没有患近视的儿童要积极预防近视发生，有以下三个措施：

一、足量的户外活动

二、减少持续长时间的近距离用眼

三、建立儿童眼健康档案

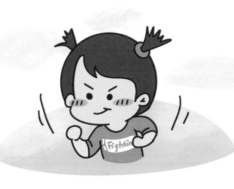

小 结

如果你已经患上近视，请记住以下延缓近视发展的三个关键：

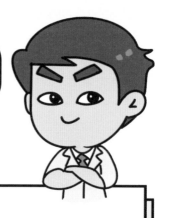

一、验配合适的眼镜

二、佩戴角膜塑形镜

三、使用低浓度阿托品滴眼剂

特别提示：

如果近视合并了视网膜裂孔、视网膜脱离、视网膜出血、斜视等并发症，一定要去医院接受治疗。

真假近视需甄别

假性近视实际上是因为过度近距离用眼引起的。

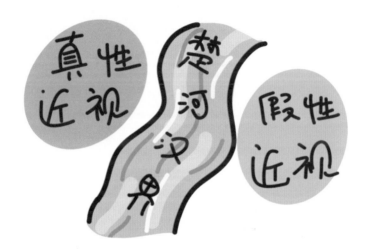

人眼中有一块肌肉就像弹簧一样，出现假性近视就如同这个弹簧被卡住了无法弹回来。不过，经过休息或散瞳后，这块像弹簧一样的肌肉还可以弹回来，假性近视就恢复了。

真性近视是因为眼球结构发生了变化，通常是由于眼轴增长造成的，因此真性近视是无法恢复的。

所以，如果孩子出现了看不清楚的状况，要尽快到医院进行散瞳验光，就可以查出到底是假性近视还是真性近视了。

散瞳验光：获得孩子准确的近视度数

散瞳验光对检查出儿童准确的近视度数是非常重要的。

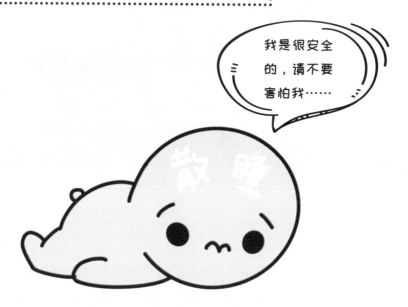

我是很安全的，请不要害怕我……

首先，散瞳验光是很安全的，不会对儿童的眼睛造成损害。其次，如果孩子有假性近视，通过散瞳验光才能准确地检查出来。如果不经过散瞳验光而直接给孩子配眼镜，可能会因未查出假性近视而配了度数错误的眼镜。

老戴眼镜，近视度数会越来越高吗

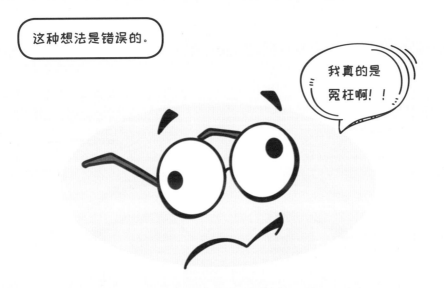

 及时且正确地佩戴眼镜可以矫正视力，并且有研究表明，人眼处于最佳矫正视力时，近视增长是最慢的。

我听说民间有治疗偏方

对儿童来说，一旦发生真性近视就应该尽快正确地验配眼镜。目前并没有能够治愈真性近视的方法，社会上任何宣称能够治疗近视的方法都是骗人的。

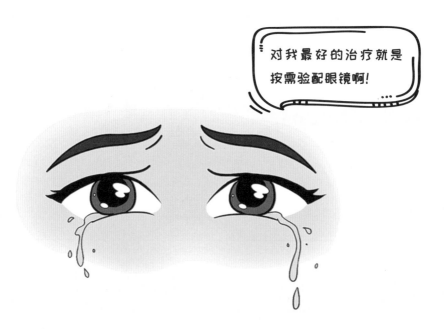

对我最好的治疗就是按需验配眼镜啊！

正确的做法是坚持按需验配眼镜。任何按摩、滴眼液或治疗仪都不能改变眼睛结构，反而使得儿童近视没有得到及时的科学干预从而造成近视度数过快增长。这样的虚假宣传不仅浪费了钱财，更损害了孩子的视力健康。

散光：当你的眼球形状和橄榄球一样时

医学定义：散光是由于角膜或晶状体的两条主子午线的弯曲度（即屈光力）不同而造成的屈光不正。

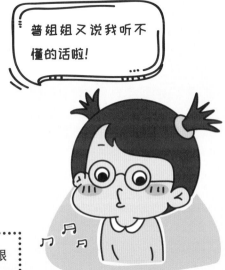

通俗地说，散光是指光线从不同的方向通过眼球的屈光系统后不能落在同一个焦点上。多数散光眼的角膜表面都不是乒乓球形，而是橄榄球形。我们一般通过角膜曲率的检查和验光检查发现散光。一般情况下，50度以下的散光为生理性散光，对视力不会造成影响。

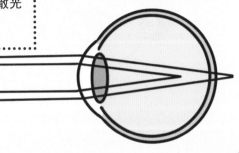

93

爸爸妈妈不可不知的儿童散光症状

1. 视力模糊，视力下降。

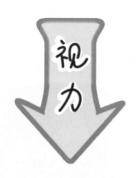

2. 常眯着眼看东西。

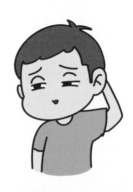

3. 视疲劳。

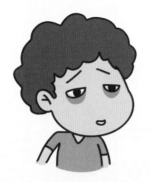

4. 伴有头痛及颈部疼痛。

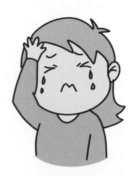

散光和近视一样会进一步发展吗

近视是有可能不断发展的，而散光最常见的原因是先天性的，绝大部分情况不会进一步发展，不过也很难预防。当然还有一些症状属于继发性散光，如圆锥角膜、翼状胬肉、晶体脱位等，这些原因造成的散光是会进一步发展的。

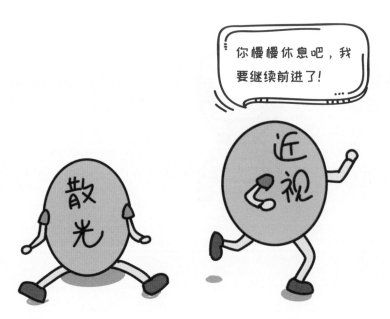

散光和近视一样会遗传吗 ●

> 如果爸爸妈妈有高度近视，则孩子发生近视的风险更高。散光也具有一定的遗传性，但是散光的遗传性比近视要弱。

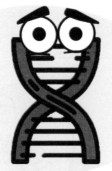

> 我的存在确实离不开爸爸妈妈的基因。

不同类别的散光有不同的矫正方法

不同类别的散光，矫正方法也不同。

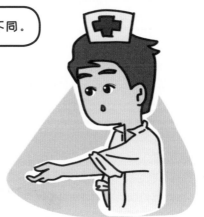

对于规则散光，可戴框架眼镜或角膜接触镜矫正。度数低的散光可戴软性角膜接触镜矫正。度数高的散光可戴硬性角膜接触镜矫正。

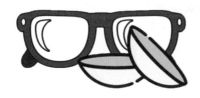

对于不规则散光，则不能戴框架眼镜矫正，可试用硬性角膜接触镜（RGP）矫正。硬性角膜接触镜利用和角膜之间形成的"泪液镜"，矫正散光效果好。

对于继发性散光，要针对引起散光的原发疾病进行治疗。

"时戴时不戴" 有危害

多数情况下建议一直佩戴。若患有内斜视及视功能异常，需在医生指导下佩戴。

请不要随意丢下我！

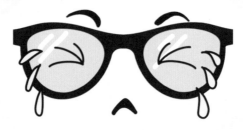

近视发生后应该坚持按需佩戴眼镜，而不是摘摘戴戴的。坚持佩戴眼镜的人，近视发展的速度要比时戴时不戴眼镜的近视发展速度慢。如果不想佩戴框架眼睛，可以选择角膜塑形镜。在目前所有近视防控手段中，角膜塑形镜的效果是排在前列的，且只须在晚上佩戴，白天无须佩戴。

斜视弱视篇

"对眼"的苦恼

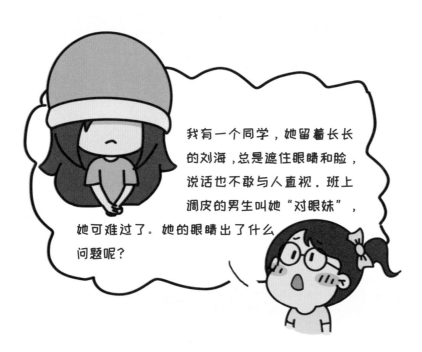

我有一个同学，她留着长长的刘海，总是遮住眼睛和脸，说话也不敢与人直视．班上调皮的男生叫她"对眼妹"，她可难过了．她的眼睛出了什么问题呢？

如果一个人的双眼不能同时注视一个目标，其中一只眼注视正前方目标，另一只眼偏离目标，双眼的视轴呈分离状态，这种眼位叫斜视．"对眼"属于内斜视．

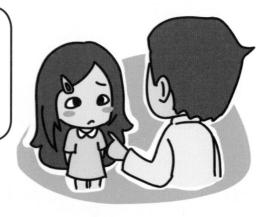

斜视的种类

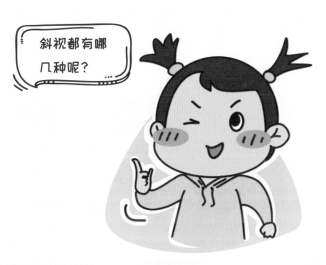

斜视都有哪几种呢？

根据偏斜方向分为：

1. 水平斜视（内斜视和外斜视）
2. 垂直斜视（上斜视和下斜视）
3. 旋转斜视
4. 混合型斜视

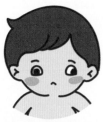

外斜视

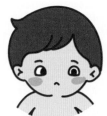

内斜视

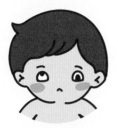

上斜视

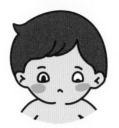

下斜视

101

虽然大家都看不出我眼睛有问题，但我怎么看东西是歪的啊！

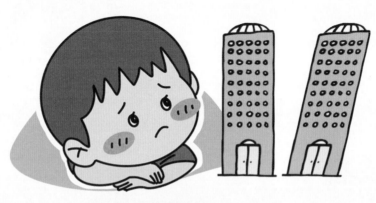

旋转斜视

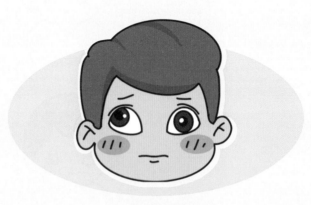

混合斜视

你的孩子拥有正常的双眼视吗 ●

双眼视是指在正常情况下，外界同一物体分别投射到两眼的视网膜黄斑中心凹，经大脑视觉中枢"加工"整合为单一立体物像的生理过程。双眼正位是形成双眼视的必要条件之一。

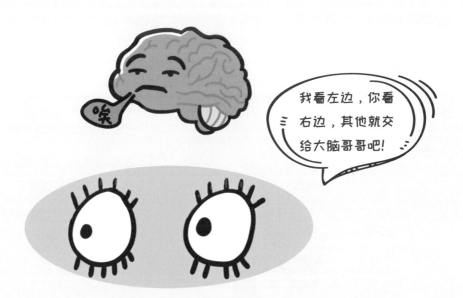

斜视儿童往往有这些双眼视异常

患了斜视后，会引起下面这些双眼视觉的异常：

1. 复视：斜视发生后，外界同一物体投射在注视眼的黄斑中心凹和斜视眼周边的视网膜上，因此一个物体被感知为两个物像。

2. 混淆视：斜视发生后，外界不同物体分别投射到两眼黄斑中心凹，两个不同的物像在大脑无法融合。由于抑制，临床上一般不出现混淆视的症状。

3. 单眼抑制：斜视发生后，为了克服复视和混淆视的干扰，大脑自动关闭其中一只眼的信息传入，单眼被抑制。

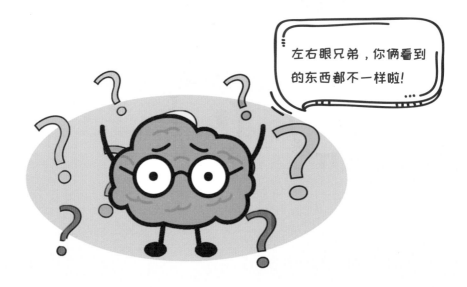

左右眼兄弟，你俩看到的东西都不一样啦！

4. 弱视：因斜视引起复视和视混淆，视中枢主动抑制斜视眼的视觉冲动，导致斜视性弱视。

5. 旁中心注视：弱视程度加重后，斜视眼不再用黄斑中心凹注视，改用黄斑外一点作为注视点，形成旁中心注视。

6. 异常视网膜对应：斜视发生后，在有双眼视的情况下，主导眼黄斑中心凹与斜视眼周边视网膜可以产生新的对应关系，形成异常视网膜对应。

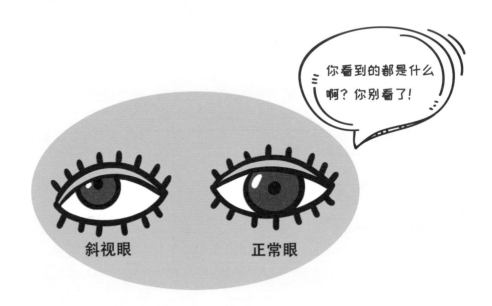

斜视的危害

1. 斜视可引起弱视，造成斜视眼的视力低下。

2. 斜视可使患儿丧失人类具有的高级视功能——双眼单视功能，缺乏立体视觉，以致无法做精细作业的工作，从而影响升学、就业。

3. 斜视可引起双眼视野范围缩小，如内斜视。

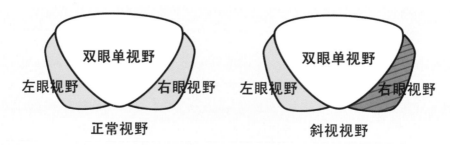

4. 斜视影响美观，使儿童出现自卑、孤僻的心理问题。

5. 斜视还可导致歪头视物，影响颜面、肩颈、脊柱发育，进而引起脊柱侧弯变形、偏脸、颜面不对称等。

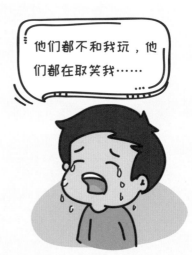

斜视需要做的临床检查　●

1．一般检查：包括询问病史、视力检查、屈光检查和望诊。

询问病史对斜视检查尤为重要。主要包括以下内容：

1）发病年龄：发病越早，对双眼视功能的影响越严重。

2）发病形式：逐渐发生还是突然发生，间歇出现还是恒定出现。

3）斜视类型：斜视是单眼为主还是双眼交替斜视，是否有歪头现象。

4）既往史：是否有斜视治疗史。

5）个人史及家族史：有无斜视家族史，如父母、近亲属有无斜视，妈妈生宝宝的时候有无难产，宝宝是否早产，有无外伤史。

要问这么多问题呀！

什么是望诊？本来就不聪明的小眼镜又听不懂啦！

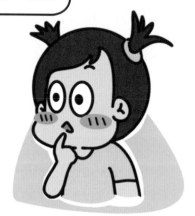

望诊是指医生观察小朋友的眼睛斜视状况。望诊还可以排除假性斜视。

假性内斜的患儿通常鼻梁宽阔，内眦赘皮，给人感觉眼球像内斜一样，这样的眼型亚洲人中较为多见。但实际上看，双眼的反光点都在角膜的中央，眼位是处于正位的。

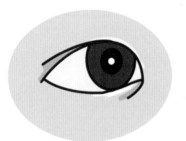 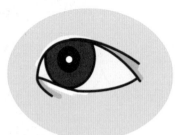

2. 遮盖检查：

遮盖法是破坏融合的方法之一。通过遮盖检查，判断是否有斜视，以及斜视的性质。

1）遮盖 – 去遮盖法

可以检查显斜视成分。

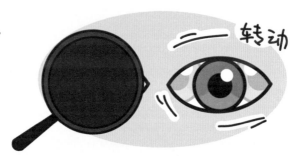

2）交替遮盖法

可以检查隐斜视成分。

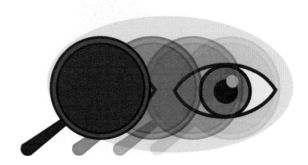

---

3. 斜视角检查：判断斜视度数的定量检查。

1）角膜映光法

患儿注视距离 33cm 处的点光源，根据角膜反光点偏离瞳孔中心的位置判断斜视度数。该方法的优点是比较简便，缺点是不够精确（光点位于瞳孔缘是 15 度，位于角膜缘是 45 度，位于瞳孔缘和角膜缘中间是 30 度）。

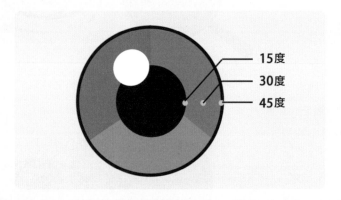

2）三棱镜加角膜映光法

将三棱镜置于斜视眼前，尖端指向眼位偏斜的方向，逐渐增加度数至角膜反光点位于瞳孔中央，所需三棱镜度数即为眼位偏斜度。

前面两种方法都是用于测量斜视度数的，只是单位不同：1 圆周度≈ 1.75 三棱镜度数。

3）三棱镜加遮盖试验

将三棱镜置于斜视眼前，尖端指向眼位偏斜的方向，逐渐增加度数至斜视角被中和，眼球不再移动为止，此时的三棱镜度数即为眼位偏斜度。这种方法是比较精确的斜视角定量检查法。

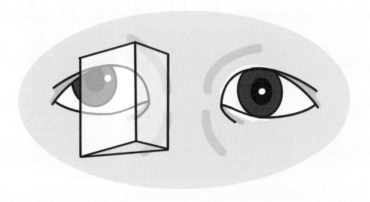

4）同视机法

检查时，将同时知觉画片分别插入同视机两臂的画片盒内，患儿双眼注视画片，由患儿自己调整同视机臂角度，直至两张画片重合，如狮子进入笼子，这时刻度盘上读出的度数为主观斜视角度；由检查者调整同视机臂直到患儿双眼的反光点位于瞳孔中央处，这时的同视机度数为客观斜视角度。

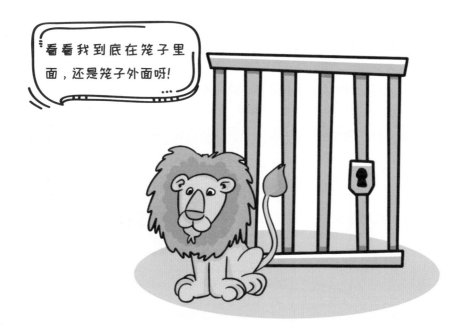

看看我到底在笼子里面，还是笼子外面呀！

4. 眼球运动功能检查

1）单眼运动检查

遮盖一只眼，另一只眼去追踪向各注视方向移动的视标，若眼球运动不到位，则可能是该方向运动的肌肉力量不足，或存在限制因素。

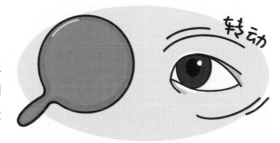

2）双眼运动检查

双眼同向运动：根据配偶肌定律，可以发现相对功能不足的肌肉和相对亢进的配偶肌。双眼异向运动：包括集合和分开运动，临床上多用来评估融合功能。

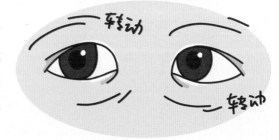

3）娃娃头试验

用于鉴别眼球外转运动是否真正受限。

4）牵拉试验

用于鉴别眼球运动障碍是来自神经肌肉麻痹还是来自机械性限制。

5）歪头试验

用于在垂直斜视中鉴别原发麻痹肌为上斜肌还是另一只眼的上直肌。

5. 感觉功能检查:
包括抑制试验、融合储备力检查、立体视检查和复视像检查。

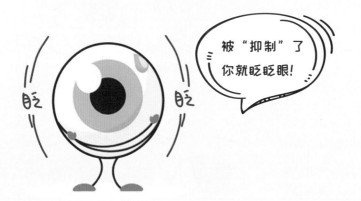

1）抑制试验
以了解是否有一只眼睛被抑制，被抑制的眼睛常有弱视。

2）融合储备力检查
以了解双眼将两个物像融合为一个的能力和范围。

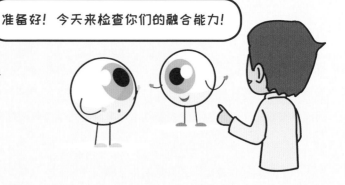

3）立体视检查

以了解双眼看东西时有没有立体感，以及立体感是否在正常范围内。

4）复视像检查

以了解双眼看同一个物体时是否会变成两个。

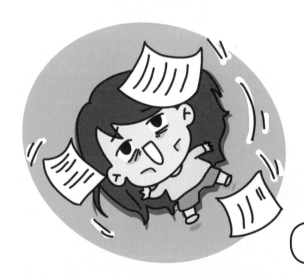

斜视检查的项目可真不少啊！

陪孩子成长的爱眼书

斜视的治疗时机和方法

斜视治疗的基本原则：恢复双眼视功能，改善外观。儿童斜视治疗首先应消除斜视造成的弱视，待两眼视力平衡或弱视视力不再提高，再矫正斜视。

一、非手术治疗
1. 弱视治疗
待两眼视力平衡或弱视眼视力不再提高，再矫正斜视。

面对不同的患儿，斜视治疗的方法又分为非手术治疗和手术治疗两种。

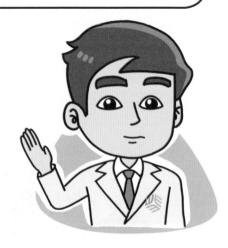

在后面弱视部分的文章中有详细说明哦。

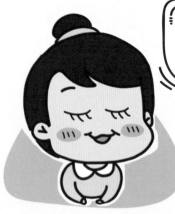

2. 光学治疗

佩戴框架眼镜：如果内斜视患儿有远视，佩戴远视眼镜矫正视力的同时可以矫正内斜视；如果外斜视患儿有近视，佩戴近视眼镜矫正视力的同时也有利于控制外斜视。

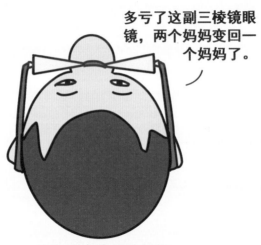

外直肌麻痹导致斜视

3）用 A 型肉毒素在肌电图监视下注射于麻痹肌的拮抗肌内，在药物作用期间，由于药物的神经毒性作用，使肌肉暂时性麻痹，重建了麻痹肌和拮抗肌之间的平衡，能够达到消除斜视的作用。

4. 视能矫正训练

进行弱视和双眼视功能训练，可以补充和巩固手术效果。

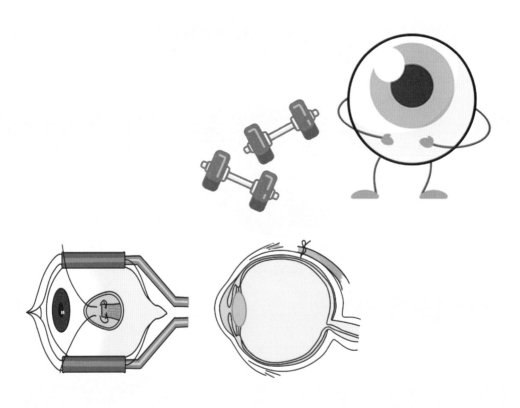

二、手术治疗

手术治疗有以下 5 种：

1. 肌肉减弱术

2. 肌肉加强术

3. 水平肌肉垂直移位术（用于矫正无明显斜肌异常的 A 型或 V 型斜视）

4. 垂直肌肉部分及全移位术（用于矫治全麻痹的水平肌肉）

5. 斜肌的移位术（用于矫正垂直旋转斜视）

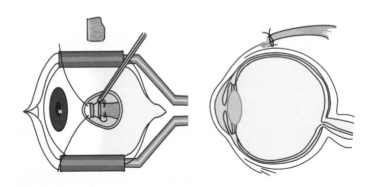

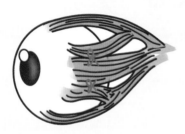

内斜视：一只眼正视前方，另一只眼向鼻侧转 ●

内斜视是指一只眼注视正前方的视标，同时另一只眼向鼻侧内转，双眼不能同时注视到该视标上的状况。儿童较常见的内斜视类型有婴儿型内斜视、调节性内斜视、部分调节性内斜视及非调节性内斜视。

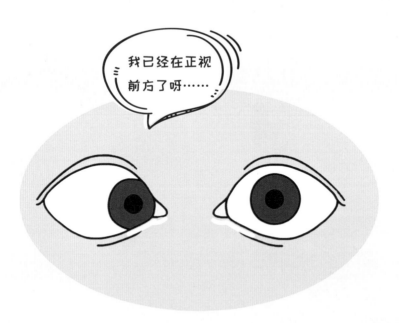

内斜视患儿可能会失去双眼视

如果发生了内斜视，特别是婴幼儿的内斜视，双眼不能同时注视到一个视标上，大脑就会抑制斜视眼接收到的图像信息，于是内斜的患儿只能用一只眼看世界，就没有前文所讲的双眼视了。如果不早期及时治疗，就会永久性地失去双眼视。

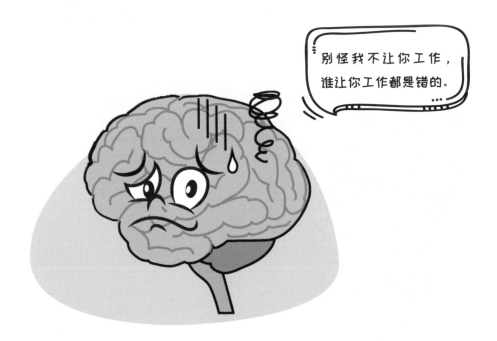

婴儿也会患上内斜视

婴儿型内斜视是指在出生后6个月以内出现的内斜视，其病因不明。治疗原则是早期手术，摆正眼位。

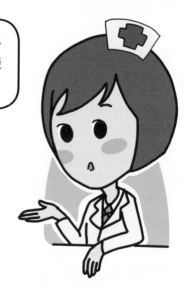

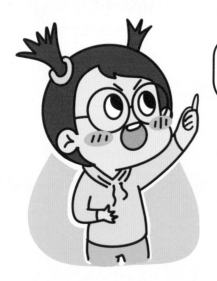

眼睛位置对了，就有机会让双眼一起看世界，从而建立双眼视啦！

佩戴眼镜就可调节好的儿童 ● 调节性内斜视

儿童调节性内斜视是内斜视的一种，常发生在 2~4 岁，是由高度或中度远视引起的，佩戴充足远视矫正眼镜可矫正眼位。

我是佩戴眼镜就能调节好的调节性内斜视。

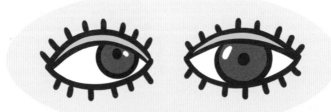

戴镜前内斜视

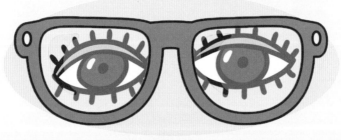

戴镜后

123

戴镜＋手术治疗的部分调节性内斜视

> 患儿戴上远视眼镜以后，内斜程度减轻但仍有内斜存在的，称为部分调节性内斜视。
> 部分调节性内斜视的患儿，需要戴镜并结合手术治疗。

我是佩戴眼镜也不能完全调节好的部分调节性内斜视。

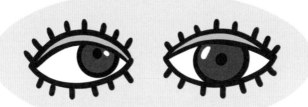

戴镜前内斜视

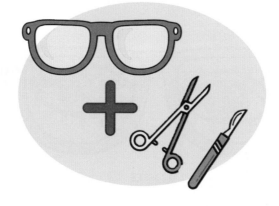

外斜视：一只眼正视前方，
另一只眼向外偏斜

外斜视是指眼球向外偏斜，方向与内斜视相反。外斜视可以是先天性的也可以是后天性的。外斜视的类型包括间歇性外斜视和恒定性外斜视。

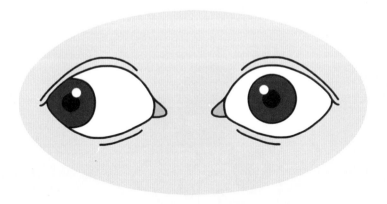

盯住红鼻子的训练

非手术治疗：

包括佩戴眼镜或者进行眼外肌和视觉功能训练。

1. 如果患儿有近视且戴镜后可以很好地控制眼位，有双眼视的可暂不手术，戴镜后随诊观察。

2. 如果外斜视的角度小，佩戴基底向内的三棱镜可以用于缓解复视及控制眼位。

3. 集合训练对集合不足型外斜视有一定疗效。对于间歇性外斜视，视觉训练可以减少外斜视发生的频率。

一个变成两个

4. 对于合并弱视的患儿，可以进行部分时间的主导眼遮盖，这有益于弱视眼视力的提高。

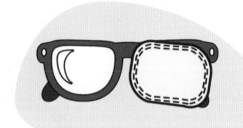

手术治疗：

一般来说，当外斜视经常出现，患儿有明显症状（视疲劳、复视、眯眼）或双眼视即将丧失时，就需要手术治疗。年龄不是外斜手术的主要决定因素，如果外斜视在大多数时间内出现，不论年龄大小，手术都是适当的。

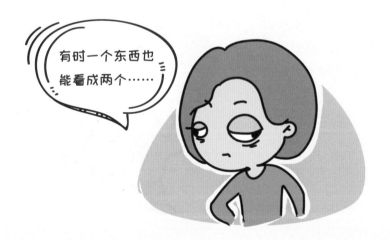

有时一个东西也能看成两个……

孩子的眼睛一会儿斜一会儿不斜

间歇性外斜是外斜视中最常见的一类，一般在患儿 2~8 岁期间发生。最初，患儿在疲劳、走神儿或生病的时候，出现眼位向外偏斜。当间歇性外斜视发生时，患儿在太阳光下喜欢眯起一只眼或者揉眼，视力可能变得模糊，或者会感觉复视。

随着年龄增加，斜视的频率也会越来越高，度数会越来越明显，逐渐失去对眼位的融合控制，甚至发展为恒定性外斜视。

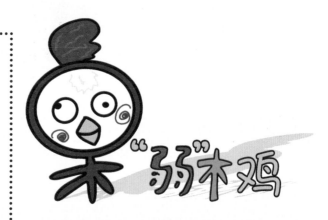

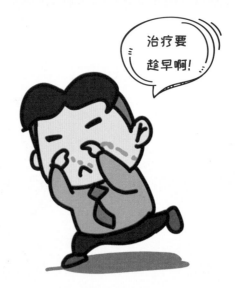

治疗要趁早啊!

孩子真的得了恒定性外斜视怎么办 ●

恒定性外斜视比间歇性外斜视少见，可能出生时即有，或由间歇性外斜视发展而来。有可能是由机械性因素和神经支配性因素共同引起的，需要神经科会诊。恒定性外斜视几乎都需要手术治疗。

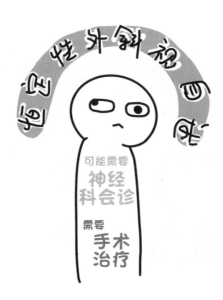

惨了！得了上斜肌麻痹的孩 子五官头位都会歪

> 约 3/4 的眼性斜颈患儿的病情是因为先天性上斜肌麻痹，即滑车神经麻痹所致。采用歪头试验可确定对上斜肌麻痹的诊断。长期采用代偿头位，会导致面部发育不对称，颈部肌肉异常，严重者甚至可导致脊柱异常弯曲。先天性上斜肌麻痹如果有明显代偿头位，需要尽早手术治疗，以改善头位。

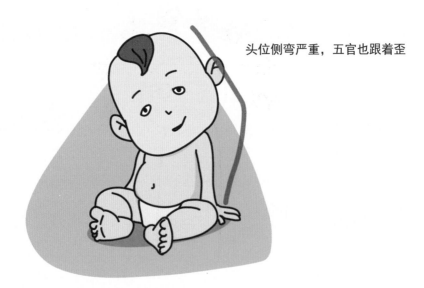

头位侧弯严重，五官也跟着歪

斜视引发的双眼复视多与眼外肌或全身疾病有关

当双眼同时看物体时，一个看成两个，这种情况就是双眼复视。患儿常常需要遮挡一只眼睛才能看清楚，多是因为眼外肌或全身疾病引起斜视所致。临床上多见于外伤，其次是血管性疾病，如高血压、糖尿病、甲状腺疾病、重症肌无力及肿瘤等。

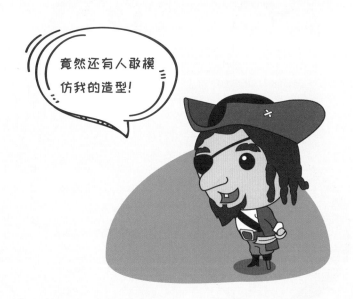

竟然还有人敢模仿我的造型！

弱视："独眼龙"小朋友的 ● 烦恼

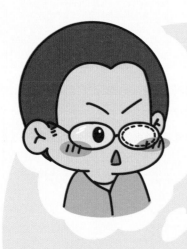

普姐姐，我看见有个同学戴着一副"独眼龙"的眼镜，他的眼镜有一面是用布蒙着镜片。他的眼睛怎么了？

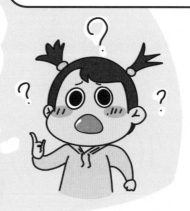

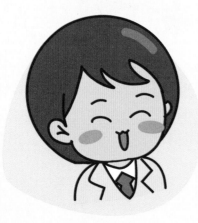

怎么还给同学取外号呀！

常见的儿童弱视

> 你的同学是因为一只眼睛视力不好，正在接受治疗呢！医生有意识地挡住他视力好的眼睛，训练他用视力不好的眼睛看东西，让"懒"眼睛工作，视力才有机会提高。

弱视是一种常见的儿童眼病，在学龄前及学龄儿童中患病率约为 3%。在视觉发育期间，由于单眼斜视、未矫正的屈光参差、高度屈光不正以及形觉剥夺引起的单眼或双眼最佳矫正视力低于相应年龄的视力正常值下限，或两眼视力在看视力表时相差两行或以上为弱视。

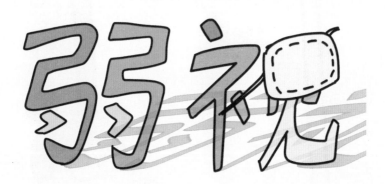

视力 <1.0 就是弱视吗

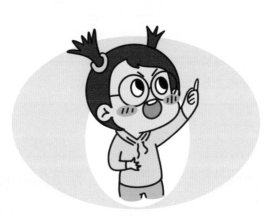

NO!
教大家一个好记的诊断
弱视的基本方法吧!

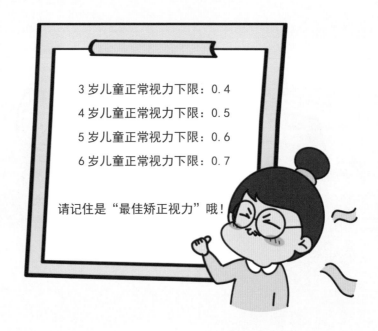

3 岁儿童正常视力下限：0.4

4 岁儿童正常视力下限：0.5

5 岁儿童正常视力下限：0.6

6 岁儿童正常视力下限：0.7

请记住是"最佳矫正视力"哦!

小宝宝得了弱视，爸爸妈妈如何发现

弱视最直接的症状就是视力不好，无论看远还是看近都看不清。但由于很多得了弱视的儿童年龄较小，不会表达，也不会查视力，爸爸妈妈通常发现不了，特别是单眼弱视。

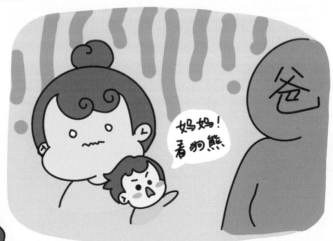

妈妈！看狗熊

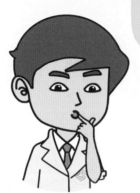

从出生到 3 岁是视功能发育的关键期。这个时期能够及时发现弱视是最好的。

玩这个游戏可以发现6个月 小宝宝的视力有问题

教爸爸妈妈们一个能早期发现孩子视力问题的游戏：蒙眼睛。

对于6个月左右的儿童，家长可用一块干净的布分别蒙住孩子的左眼和右眼。若蒙住一只眼睛时，孩子反应强烈，又哭又闹；而后蒙住另一只眼睛时，孩子很安静，则表明先蒙住的那只眼可能视力比较好，后蒙住的那只眼视力较差。

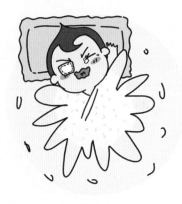

孩子反应强烈，则表明被蒙住的那只眼视力较好。

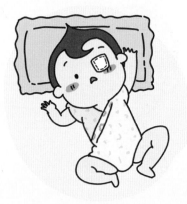

孩子反应安静，则表明被蒙住的那只眼视力较差。

弱视的类型

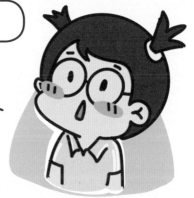

瑞哥哥，弱视有哪些类型呢？

弱视根据其不同的病因主要分为以下 4 种：

1. 斜视性弱视

指双眼不能同时注视目标。

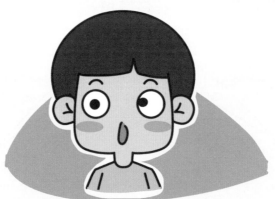

如图：这个斜视的小朋友，右眼在看，左眼内斜视没有在看，双眼不能同时注视同一视标。这个小朋友右眼就可以正常发育，左眼就没法正常发育，所以左眼会形成弱视。

2. 屈光参差性弱视

两眼度数不一样，即远视或近视度数相差 150 度以上，散光度数相差 100 度以上。

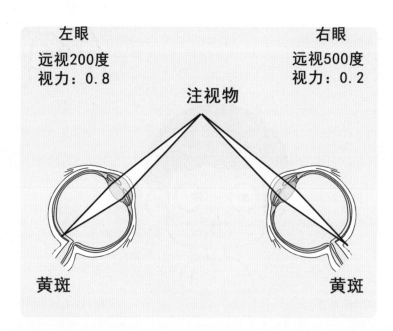

如图：5岁小朋友两眼度数不一样，一只深一只浅，如左眼远视 200 度矫正到 0.8，右眼远视 500 度矫正到 0.2。右眼度数深，远视度数高的眼视网膜成像模糊，视功能没有正常发育，所以右眼会形成弱视。

3. 双眼高度屈光不正性弱视（特别是高度远视和高度散光）

由于没有得到及时矫正，视功能无法正常发育，所以有可能形成单眼或双眼的弱视。

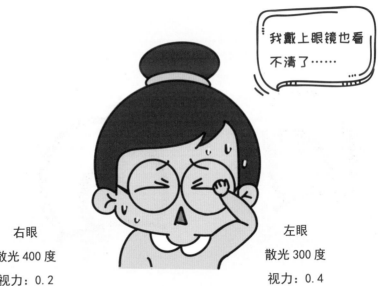

右眼　　　　　　　　　　　　　　　　左眼

散光 400 度　　　　　　　　　　　　散光 300 度

视力：0.2　　　　　　　　　　　　　视力：0.4

如图：6 岁小朋友右眼散光 400 度矫正到 0.2，左眼散光 300 度矫正到 0.4，双眼
高度散光引起双眼弱视。

139

4. 形觉剥夺性弱视

形觉剥夺性弱视是指患有先天性白内障、角膜混浊、严重上睑下垂等眼疾，使进入眼内的光线受到阻碍，视功能发育受到严重影响。

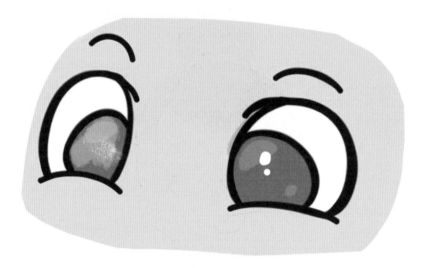

如图：小朋友右眼有白内障，白内障遮住了右眼，导致弱视。

爸爸妈妈不可不知的儿童弱视症状

弱视患儿没有正常的立体视觉，不能准确地判断物体的方位和远近距离。无论在学习、生活或者体育运动中都存在很多困难，无法从事需要精细视觉和立体视觉的工作。

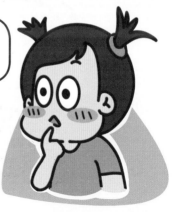

天啊，这也太严重了吧！难怪我那个患弱视的哥哥下楼梯时总会摔跤。

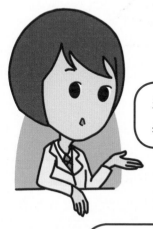

对啊，看东西没有立体感就是很容易摔跤的。

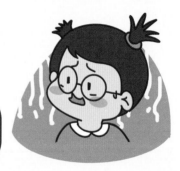

那我哥哥想当医生的理想也会因为弱视而被迫放弃吗？

弱视如果得不到有效的治疗，就会影响今后的升学和就业。不仅如此，弱视还易引起斜视，影响颜值和自信心，生活质量都会下降呢！

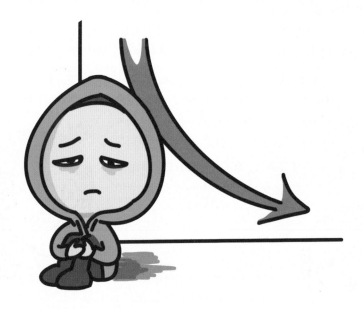

弱视的危害比近视大！单纯近视患者，看远模糊，看近清楚，视觉细胞和神经还能受到外界物象的刺激而不会衰退。但弱视患者由于视觉细胞和神经长期接受不到外界物象的准确刺激而衰退。如果弱视患儿的戴镜视力低于相应年龄正常值下限，且不及时防治，会导致视力永久低下。

我来总结一下，弱视症状包括：

1. 最佳矫正视力低下。

2. 拥挤现象：让孩子去看视力表上整行的"E"字，孩子可能会分辨不出。让孩子一个一个地去看视力表上的 E 字，孩子反而能分辨出。

3. 旁中心注视：即不是用黄斑中心注视。我们正常的眼睛都是用黄斑中心注视的，程度较重的弱视可能形成旁中心注视。

4. 视觉诱发电位异常：反映出大脑抑制了弱视眼的视觉传导通路。

5. 立体视觉降低：由于没有双眼同时视，立体视功能差。

6. 对比敏感度降低。

7. 调节功能异常。

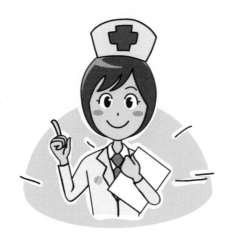

你的弱视会遗传给孩子吗

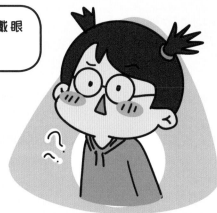

> 爸爸妈妈的视力都好着呢，都没有戴眼镜，怎么姐姐还得了弱视？

弱视是发育性眼病，不是遗传性眼病，所以绝大多数弱视不会遗传。但导致弱视的危险因素往往具有家族遗传背景，如远视、散光、上睑下垂、斜视、角膜晶状体病变等。所以，父母有弱视，孩子发生弱视的风险会增加，应尽早去眼科检查。

弱视需要做的临床检查

1. 视力检查：要检查裸眼视力和戴矫正眼镜（包括框架眼镜和隐形眼镜）的矫正视力。左右眼分开检查，以防弱视眼未能及时发现。

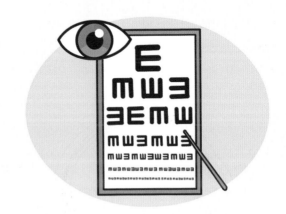

2. 眼位和眼球运动检查：检查有没有斜视、眼球震颤、眼球运动障碍等。斜视、眼球震颤都会引起弱视。

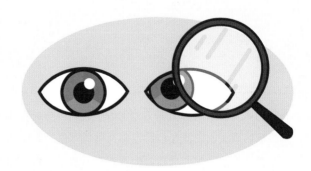

3. 裂隙灯检查：裂隙灯相当于一个显微放大镜，可以检查出屈光间质（角膜、房水、晶状体、玻璃体）是否透明。

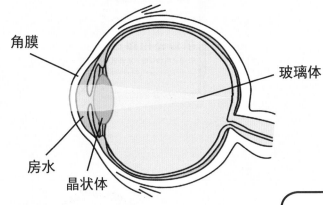

角膜

玻璃体

房水

晶状体

为什么要检查屈光间质呢？

双眼的屈光间质共同组成了一个透明的凸透镜，相当于照相机的镜头，它使光线透过并折射到眼底，其中任何一个部分混浊，都会导致我们看东西不清楚。比如患有先天性白内障的小朋友在做裂隙灯检查时就会发现有晶状体混浊，从而引起形觉剥夺性弱视。

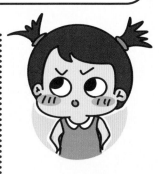

4. 眼底检查：排除先天性眼底发育异常。因为弱视的眼底是无器质性病变的。

5. 注视性质检查：弱视患儿中主要有两种不同注视性质，即中心注视和旁中心注视。用黄斑中心凹注视称为中心注视，用黄斑中心凹周边处视网膜注视称为旁中心注视。注视性质检查可以检查眼底的黄斑中心凹是不是在做自己该做的工作，还是别人在顶替它工作。

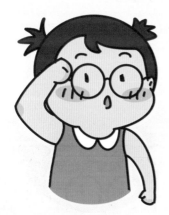

瑞哥哥，我又糊涂了，什么是注视性质啊？

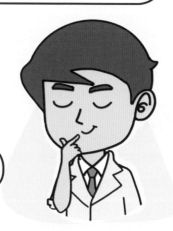

这你问对人啦，让瑞哥哥来教你！

147

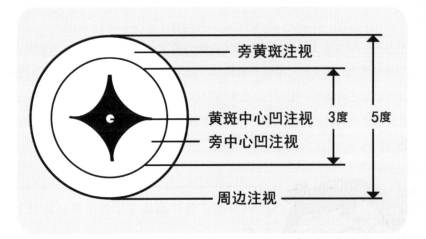

旁黄斑注视

黄斑中心凹注视 3度 5度
旁中心凹注视

周边注视

为什么要检查注视性质呢？

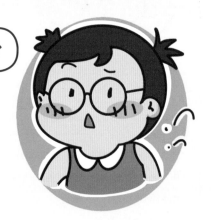

因为弱视治疗需要根据其不同的注视性
质采取不同的治疗方法，旁中心注视的
弱视患儿需要采用更多的治疗方法。

6. 散瞳验光检查：获得准确的屈光度数，判断是否要戴镜矫正。

7. 视觉电生理检查：主要用于判断视神经和视觉传导通路疾患，是一种无创性客观性视功能检查方法。简单点说，比如灯泡不亮了，要检查一下连接灯泡的电线有没有问题。

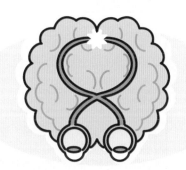

图形视觉诱发电位（PVEP）是最常用的弱视检查方法。弱视儿童的图形视觉诱发电位（PVEP）潜伏期延长，振幅下降。

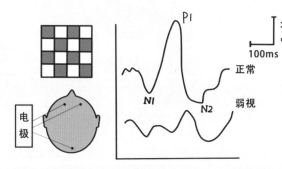

爸爸妈妈一定要抓住弱视治疗时机

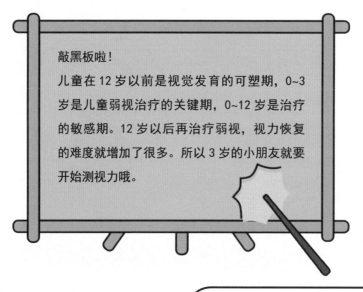

敲黑板啦！

儿童在 12 岁以前是视觉发育的可塑期，0~3 岁是儿童弱视治疗的关键期，0~12 岁是治疗的敏感期。12 岁以后再治疗弱视，视力恢复的难度就增加了很多。所以 3 岁的小朋友就要开始测视力哦。

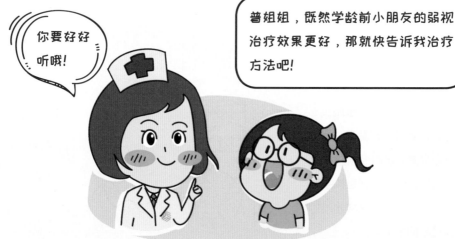

你要好好听哦！

普姐姐，既然学龄前小朋友的弱视治疗效果更好，那就快告诉我治疗方法吧！

弱视原来还有那么多种治疗方法

1. 病因治疗：

去除形觉剥夺因素，尽早摘除白内障，矫正影响视力的完全性上睑下垂。

2. 屈光矫正治疗：

佩戴合适的框架眼镜或隐形眼镜。

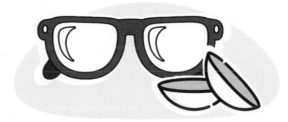

3. 遮盖治疗：

很多小朋友的弱视属于单眼弱视，如果不遮盖，孩子始终会用好的眼睛去看东西，不好的眼睛就得不到发育，视力就不会提高。这时候就要把好的眼睛遮盖起来，强迫孩子用不好的眼睛去看，这样才能提高弱视眼的视力。

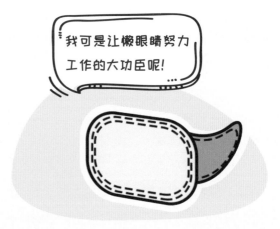

以上三项是治疗弱视的主要方法。其他弱视治疗措施都必须在这三项方法的基础上进行，才能获得好的效果。

很多爸爸妈妈都会犯一个错误，那就是明明通过检查已发现孩子得了弱视，却找各种理由不给孩子验配眼镜和进行治疗，对于这样的家长，我们一定要说服他们听医生的话！

听医生的……听医生的……听医生的……听医生的……听医生的……听医生的……听医生的……听医生的……听医生的……听医生的……听医生的……听医生的……听医生的……听医生的……听医生的……

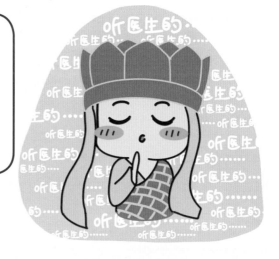

4. 综合疗法：

弱视训练的方法有很多，简单的训练有穿珠子、穿针、描画。特殊的专业性训练有后像疗法、海丁格刷、视觉刺激疗法、弱视训练仪器等。

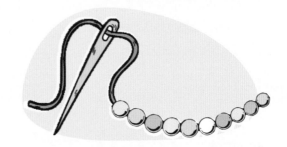

5. 电脑辅助知觉学习治疗：

现在也有一些类似电脑游戏一样的训练，让小朋友描图或者填色，相对来说趣味性更强，更容易坚持。

待视力好转后，我们还可以利用电脑进行对比敏感训练、立体视训练等。

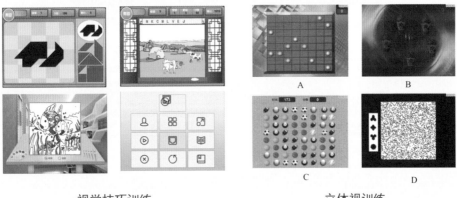

视觉技巧训练　　　　　　　　　立体视训练

弱视治疗"马拉松"，坚持就是胜利

关于弱视的治疗，我来总结一下吧！

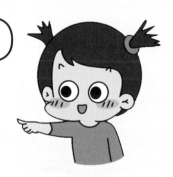

1. 重视视力问题

家长要重视小朋友的视力问题：3 岁开始测视力，若孩子出现看东西眯眼、歪头、走路不稳等情况，爸爸妈妈一定要带小朋友到医院检查视力。

2. 定期检查

早发现，早治疗。无论有无问题，每半年要去医院检查一次视力。

3. 听医生的话

配合医生治疗。该戴镜就戴镜，该遮盖就遮盖，家长和小朋友一起配合哦。

弱视治疗是一场马拉松，坚持就是胜利！弱视治疗过程通常较长，治疗进展较为缓慢，而且视力提高后仍有可能反复。因此家长不能操之过急，要有耐心和恒心。

远离错误的弱视治疗方法

1. 按摩治疗仪、红外线治疗仪、针灸、理疗等都不能治疗弱视。作为儿童眼科医生，我们郑重声明：这些治疗弱视的方法全都没用。

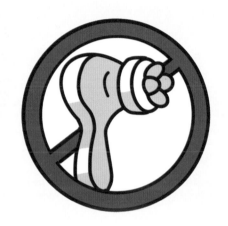

2. 鱼肝油对前面提到的导致弱视的病因是没有任何缓解作用的！但对于孩子生长周期要求吃的维生素 AD，该吃还是要吃，只是这跟治疗和预防弱视没有任何关系。

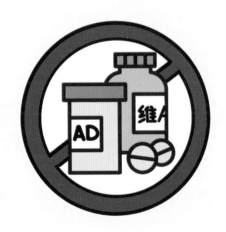

3. 眼药水是没有治疗弱视的作用的。弱视散瞳验光检查时点的滴眼液，如1%阿托品滴眼剂、1%环戊通滴眼剂，起到的是麻痹睫状肌的作用，是为了获得准确的屈光度数。治疗中的压抑疗法所使用的1%阿托品滴眼剂，其目的是用来点"非弱视眼"，使它看不清楚，从而强迫使用视力不好的眼睛。

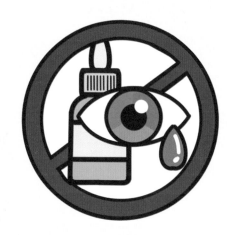

4. 手术是不能治疗弱视的。手术通常是用来去除引起弱视的原因，例如斜视、儿童先天性白内障等，然后再进行后续的弱视治疗，但手术本身并不能提高弱视儿童的视力。

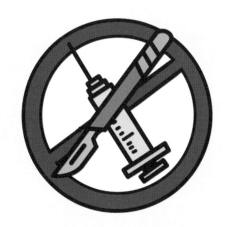

弱视治疗与玩电子产品

●

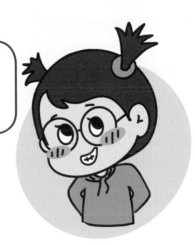

瑞哥哥，既然说弱视的小朋友要多用视力不好的眼睛来促进弱视眼的发育，那是不是就可以尽情地玩电子产品了？

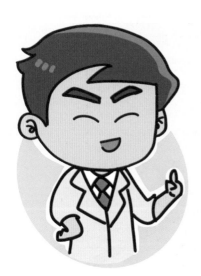

哈哈，又被"小眼镜"钻到空子啦！医生虽然说弱视的那只眼睛要多用，并不是要多用电子产品呀，还包括画画、穿珠子、日常阅读和写字等。而且无论哪种类型的弱视，过多地使用电子产品，其效果往往适得其反哦。

157

1. 当弱视儿童按医生的要求验配合适的矫正眼镜，或者单眼弱视需要遮盖好眼时，是可以适当使用电子产品的。

2. 对于大多数弱视儿童而言，适当地使用电子产品有助于弱视眼的使用，甚至有利于促进视功能的改善。但使用电子产品的同时要特别注意减少近视发生风险。

3. 如果是高度近视引起弱视的小朋友，则尽量少看电子产品屏幕，不做精细训练，多进行户外活动。

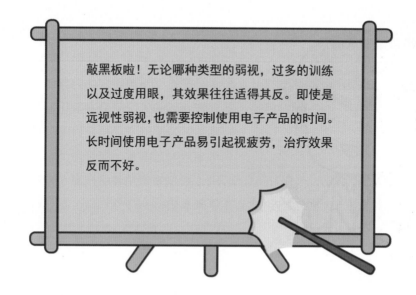

敲黑板啦！无论哪种类型的弱视，过多的训练以及过度用眼，其效果往往适得其反。即使是远视性弱视，也需要控制使用电子产品的时间。长时间使用电子产品易引起视疲劳，治疗效果反而不好。

弱视视觉功能训练的电子游戏

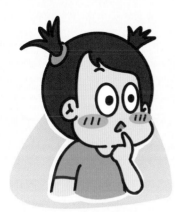

如果使用电子产品可以促进弱视眼的发育，那爸爸妈妈还有必要让弱视的小朋友使用视觉功能训练治疗软件吗？

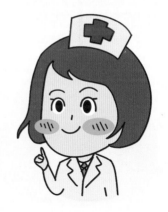

视觉功能训练治疗软件是专业的、科学的治疗方式。

其中的视频游戏并不是普通的小游戏，而是根据弱视患儿不同的特点，通过不同的视知觉学习任务以及训练目标，设置不同的刺激及阈值，以游戏形式体现并进行视觉训练的治疗方法，这可是专家学者数十年持续不断探索的研究成果哦。

159

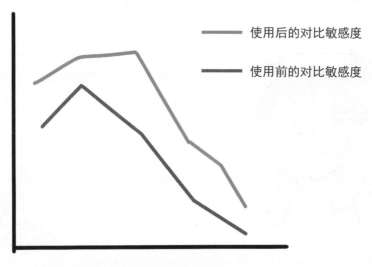

对比敏感度变化曲线图

使用后的对比敏感度

使用前的对比敏感度

视觉功能训练治疗软件对训练时间也有严格的要求，定时定量，一天两次，单眼或双眼均 15 分钟／次，训练时间需符合《中国青少年健康教育核心信息及释义（2018版）》中的规定。

孩子既有弱视又有斜视，先治哪一个

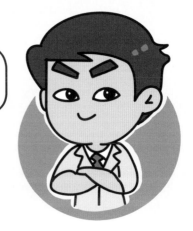

有些弱视是斜视引起的，我们通常要先治疗弱视。

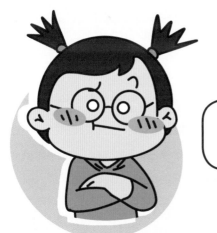

可是，为什么要先治疗弱视呢？斜视容易影响颜值呀！先治疗斜视不是更好吗？

弱视尚未治好时，视力并未提升并处在不稳定的情况，若先治疗斜视的话，即使手术后眼睛恢复正位，但两眼视力不同，视力不好的眼睛被抑制的问题依然存在，小朋友很可能再次出现斜视。

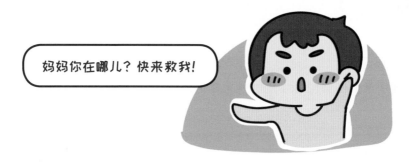

妈妈你在哪儿？快来救我！

重要的是，弱视治疗要趁"小"，年龄越小，弱视治疗效果越好，视力提升也会越快。错过了弱视治疗的最佳时期，治疗的效果就会大打折扣。

不过也有特殊情况，如麻痹性斜视合并弱视的孩子，眼外肌麻痹，眼球运动明显受到限制，看东西的时候会不自主地歪着脑袋。随着时间的延长，肌肉发生挛缩，则会形成习惯性歪头，或造成脊柱发育畸形，这类患儿就要先治疗斜视了。还有眼球震颤合并斜视的弱视小朋友要先手术治疗眼球震颤斜视再治疗弱视。

总之，治疗的原则是：斜视和弱视，哪个危害大就先治哪个。一般情况下先治疗弱视。

教爸爸妈妈区分弱视、近视、远视

瑞哥哥，如果看不清东西，如何判断是得了弱视还是近视，或者远视呢？

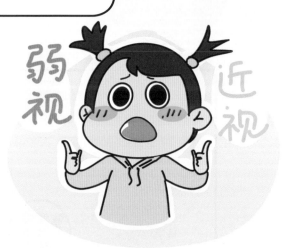

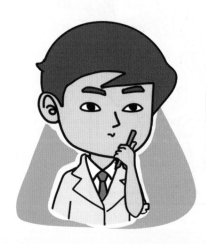

近视和远视都是屈光状态异常，通过戴镜矫正可达到正常视力。但是，弱视通过戴镜并不能矫正到正常视力。

小 结

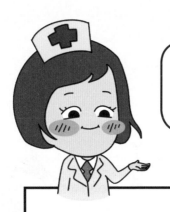

斜弱视要重视两个"早"——早发现，早治疗。斜弱视治疗中，聪明的家长是这样做的：

弱视：3个"坚持"，1个"用心"，1个"定期"：

1. 坚持戴镜

2. 坚持遮盖

3. 坚持视觉训练

4. 用心陪伴及严格
   遵医嘱执行

5. 定期复查

斜视：遵医嘱及时手术，
尽早建立双眼视。

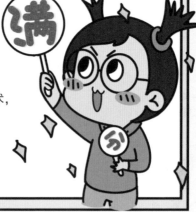

（五）

儿童眼病篇

先天性泪囊炎：宝宝眼睛一直泪汪汪的 ●

> 瑞哥哥，我小姨 2 个月前刚生了一个大胖小子，他眼睛一直泪汪汪的，也没有哭。请问刚出生的小孩都是这样吗？他的眼睛没问题吧？

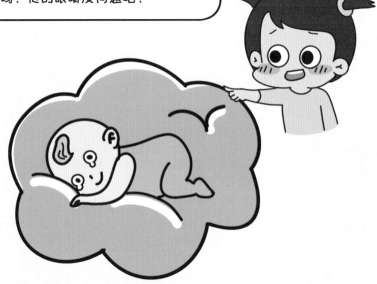

要去医院检查是不是得了新生儿泪道阻塞和泪囊炎。这是一种常见眼科疾病，常见于新生儿。大多数是因鼻泪管下端先天性膜组织（Hasner 瓣）出生时未退化，阻塞鼻泪管，导致泪液和细菌滞留在泪囊内，继发感染所致。其症状一般表现为泪溢、眼部分泌物增多、眼睑湿疹等。

新生儿泪囊炎

初期可采用泪囊局部压迫按摩的方法进行治疗。家长可在家给宝宝进行按摩，按摩后在宝宝眼睛局部滴抗生素眼药水以防止感染。

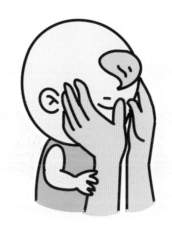

若连续按摩无效，就要到医院眼科进行泪道加压冲洗以冲破膜组织。仍无效者采用根治本病的有效手术——泪道探通术。但并不是每个宝宝都能那么幸运，对于骨性鼻泪管堵塞的情况，则需要进行手术治疗。

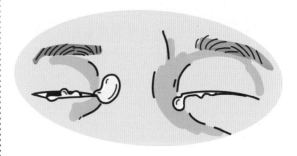

167

别让"吊眼皮"影响了你的颜值 ●

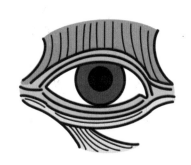

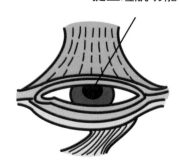

提上睑肌功能不全

先天性上睑下垂是肌肉和动眼神经功能异常引起的。

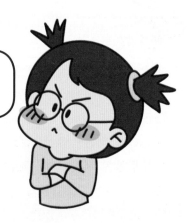

那不是颜值和视力通通受影响了吗?听说还会造成弱视,弱视的危害可太大了!

家长们要注意了,一定要及早带宝宝就医以排除其他眼部畸形病变,严重者 1~2 岁时要进行手术,中度者 3 岁左右要进行手术治疗。

眼球震颤：宝宝的眼球在抖 ●

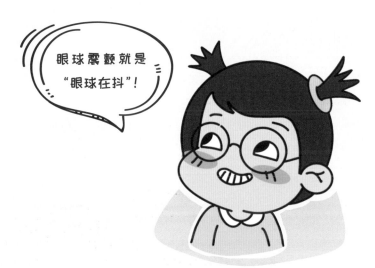

眼球震颤是一种不自主的，有节律性和往返性的眼球摆动或跳动。眼球摆动的方向常见为水平、垂直、旋转或者混合，但以水平方向为多见。

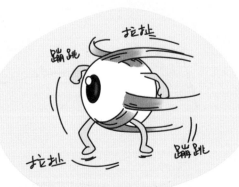

得了眼球震颤怎么办

当然可以治疗，但并不能治愈。通过手术可使震颤幅度减小。目前的联合手术可以同时减震、矫正斜视和代偿头位，手术后可通过视觉训练提高视力。

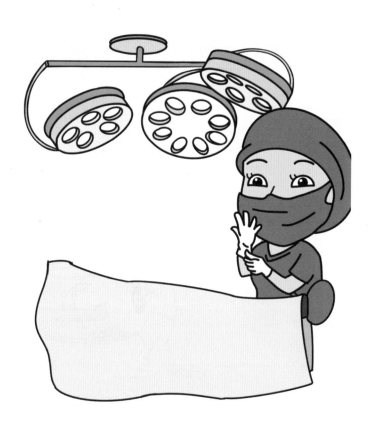

教你判断眼球震颤是否需要手术

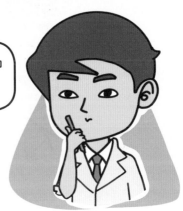

> 如果得了眼球震颤，治疗要根据运动系统和感觉系统评估指标决定是否需要手术。

1. 运动系统评估：

主要通过多功能眼动仪检查，了解眼球震颤的类型（先天性眼球震颤或获得性眼球震颤）、眼震的幅度、频率、中心凹注视时间、中间带、集合阻滞及眼震的周期性变化等。

2. 感觉系统评估：

进行行为视力、视觉反射、验光、各种眼生物指数测量、电生理、对比敏感度、颜色、眼底照相、OCT[1]等检查，必要时查看视网膜电流图和视神经诱发电位，最后确定诊断和治疗方案。

1.OCT：光学相干断层扫描。是近年来发展的一种影像诊断技术。

眼球震颤手术术后视力可以改善吗 ●

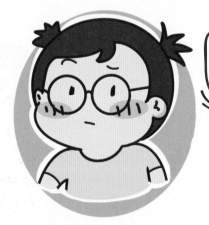

做完了眼震手术，视力就能变好了吗？

眼震手术的目的主要是减轻眼震。仅通过手术治疗，可减轻眼球震颤的强度，纠正头位，矫正斜视，为视力提高创造基本条件。

通过减轻眼震从而降低对视力及视功能发育造成的影响，术后可通过屈光矫正佩戴合适的框架眼镜、"OK镜[1]"或RGP[2]，小朋友看东西会更加清晰，同时可刺激视觉系统的发育，有助于视力的提高。这对小朋友的视力是非常重要的，千万不能耽误。

注意：如果合并感觉系统异常，如视网膜视神经病变，先应确诊病情并进行评估，以明确预后治疗方法。

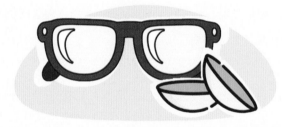

1. OK镜：一般指角膜塑形镜。
2. RGP：一般指硬性透氧性角膜接触镜。

眼球震颤手术：减震＋斜视 ●
＋歪头一起治

我们提倡减震＋斜视＋头位联合手术，不是只做眼震手术，或只做斜视手术。

我们还提倡以减震为核心，而不是仅仅矫正头位。单纯进行头位手术，很容易复发。

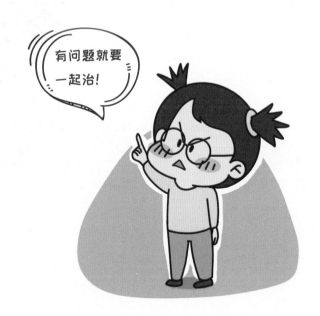

眼球震颤伴有弱视的治疗新技术

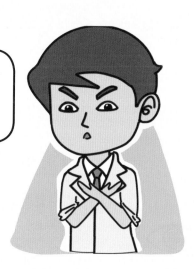

我可要提醒爸爸妈妈们哦。眼震引起的弱视治疗难度非常大，传统方法不能解决问题。

我们建议先进行减震手术，术后通过综合视觉康复治疗来改善视功能，消除抑制，完善双眼视功能。

不可错过的眼球震颤最佳矫正时间

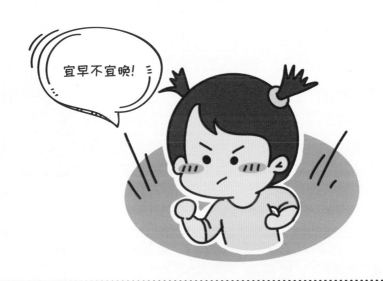

宜早不宜晚!

手术年龄并没有严格限制，但孩子的视觉发育是有时间限制的。超过视觉发育的敏感期，孩子的视觉发育会受到很大的影响。对于眼球震颤合并斜视的患儿，我们建议 6 个月大后便可进行手术治疗。

视觉发育的敏感期

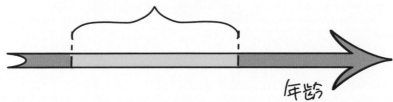

年龄

新生儿晶状体混浊：先天性白内障

在胎儿时期或出生早期由于各种原因导致新生儿晶体出现混浊所致的白内障。

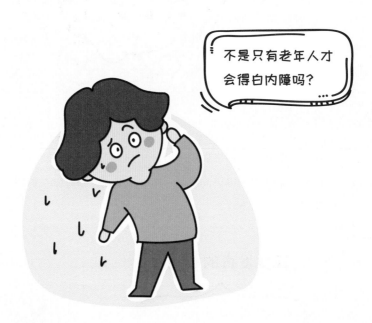

不是只有老年人才会得白内障吗？

黑眼珠里面的白点点

主要表现为白瞳症，外观看起来是黑眼球里有白点或片状白色混浊。

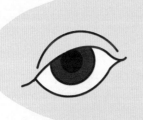　　　　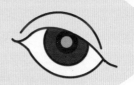

正常眼睛　　　　　　　白内障眼睛

得了先天性白内障怎么办　　●

如果是范围较大、进展或位于瞳孔中间的白内障，又具备手术条件者，要尽早手术！否则容易患上眼弱视甚至继发性的眼球震颤。

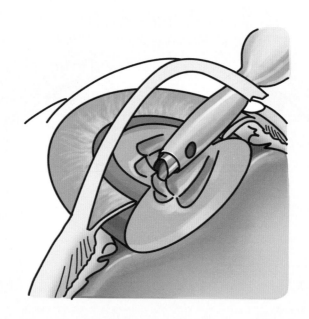

视网膜母细胞瘤: 可怜的"猫眼睛"苗苗

苗苗妈妈这几天特别着急。前段时间她发现苗苗左眼变得歪斜，黑眼球中央的瞳孔散大，仔细观察还隐隐反射出黄白色的光，像"猫眼睛"一样，左眼视力也消失了。

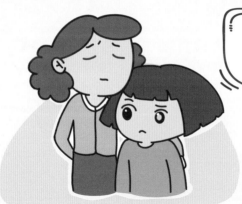

妈妈我左眼什么都看不清了。

医生检查后，诊断苗苗得了白瞳症，也就是视网膜母细胞瘤，俗称"黑矇猫眼"。苗苗的视力已经不能恢复了，后续可能还要做手术。

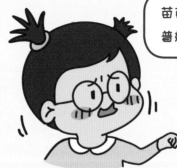

苗苗是我最好的朋友，普姐姐快救救苗苗!

"定时炸弹"般的视网膜母细胞瘤

别急，普姐姐先来告诉你到底什么是视网膜母细胞瘤。

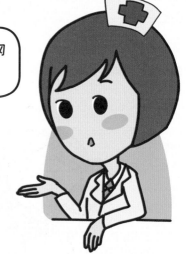

视网膜母细胞瘤是一颗可怕的"定时炸弹"。这是一种恶性肿瘤，发病率在儿童眼部肿瘤中占首位，与遗传、染色体畸变、病毒感染有关。恶性程度很高，生长很快。患儿约90%为3岁内的婴儿。

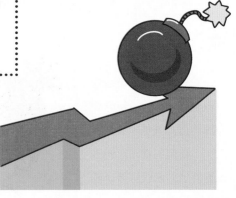

为"猫眼"宝宝保命 ●

对于大多数"猫眼"宝宝的爸爸妈妈来说，面临的问题首先就是给孩子保命，然后才是生存质量提高。

很多患病的小朋友出现明显症状，由爸爸妈妈带来就诊时，病情已经是晚期，面临着摘除眼球的风险。

只有少数早期发现的病例可以进行局部冷冻、激光、介入疗法等保眼球治疗。更严重者甚至已经出现转移，会危及生命。

所以一定要早发现早治疗。

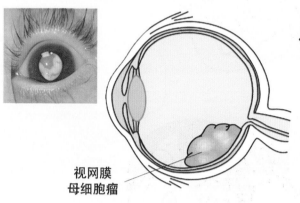

视网膜
母细胞瘤

目前对视网膜母细胞瘤尚无有效的预防措施，但加强对治疗后患儿及有高发风险家庭的定期随时观察是一个积极的预防方法。此外，需采取的另外的积极措施是开展遗传咨询及产前诊断以减少患儿的出生。

早产儿"用氧"，当心视网膜病变 ●

小美的宝宝是早产儿，刚出生就开始吸氧。可是，没有发育好的视网膜根本受不了高浓度的氧。宝宝后来被查出早产儿视网膜病变，好在发现得早，没有失明。"用氧"是新生儿抢救的一把双刃剑。

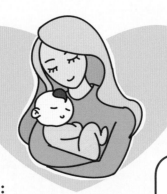

刚出生的小婴儿也逃不开失明的风险啊!

高氧环境下，早产儿很容易发生视网膜病变。患病率在早产儿中约占15%~30%。很多小朋友因为没有早期筛查而错过了最佳治疗期，最后导致失明。

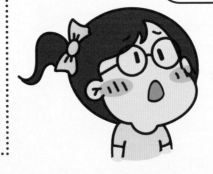

不能错过的早产儿视网膜病变最佳治疗时间

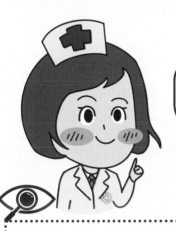

> 让我来告诉大家，什么情况下早产儿需要做早期筛查。

1. 早产儿在出生 4~6 周后就应该接受详细的眼底检查。

2. 一般胎龄不足 32 周、体重低于 1500 克的早产儿，以及出生后发生窒息、接受过吸氧或输血治疗的新生儿，都必须接受筛查。

早产儿视网膜病变一般分为 5 期，在第 1 期和第 2 期时，病变有一部分可自愈；病程 1~3 期是治疗早产儿视网膜病变的最佳时间段，尤其第 3 期是治疗关键；到第 4 期虽然可以进行手术治疗，但效果不好；如果发展到 5 期，就可能导致终身失明。后果很严重！

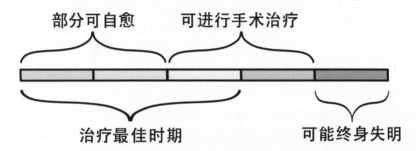

部分可自愈　　可进行手术治疗

治疗最佳时期　　可能终身失明

所以，一旦发现婴儿有第 3 期视网膜病变，应及时进行激光或抗 VEGF[1] 治疗，以阻止病情进一步发展。

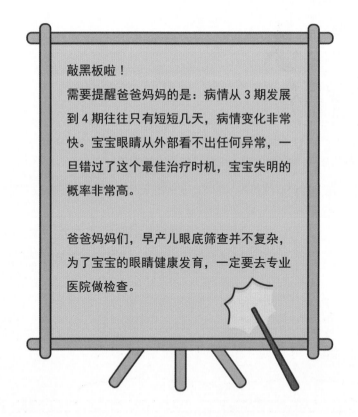

敲黑板啦！

需要提醒爸爸妈妈的是：病情从 3 期发展到 4 期往往只有短短几天，病情变化非常快。宝宝眼睛从外部看不出任何异常，一旦错过了这个最佳治疗时机，宝宝失明的概率非常高。

爸爸妈妈们，早产儿眼底筛查并不复杂，为了宝宝的眼睛健康发育，一定要去专业医院做检查。

1. VEGF 是血管内皮生长因子的缩写。一般来说，抗 VEGF 治疗就是指玻璃体腔注射抗 VEGF 的药物，抑制黄斑水肿或者黄斑的新生血管。

先天性青光眼："水眼"宝宝　●

简单来说就是由于房角结构发育异常，导致眼压升高，使眼球不断增大，又称"水眼"。

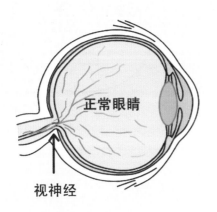

正常眼睛

视神经

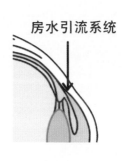

房水引流系统

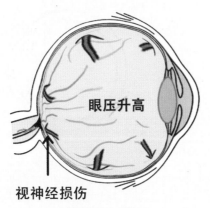

眼压升高

视神经损伤

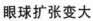

眼球扩张变大

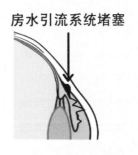

房水引流系统堵塞

185

水汪汪和亮晶晶

1. 患青光眼的小朋友怕光，有阳光时喜欢躲在妈妈怀里不愿睁大眼向外看。

2. 还会流眼泪，像哭了一样，严重者会出现黑眼珠不透亮、发雾的情况。

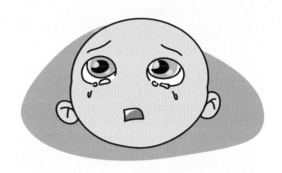

3. 患青光眼的小朋友的眼睛会有一种"水汪汪"和"亮晶晶"的感觉，爸爸妈妈还会觉得孩子的眼睛长得越来越大。其实是因为眼压升高，角膜增大的缘故，双眼突出也越来越明显。一旦发现这些症状，爸爸妈妈一定要及时带孩子去医院做相关检查，一旦确诊，尽早手术。

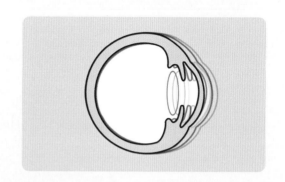

睫毛干坏事

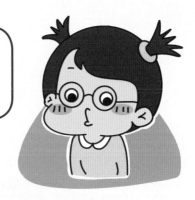

普姐姐，你知道吗？睫毛居然会干坏事！它们会把宝宝明亮清澈的大眼睛遮挡起来，还会倒着长。

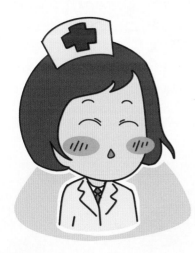

我当然知道啦！倒睫是指睫毛向内倒长，以致触及眼球及角膜，是儿童比较常见的外眼病。

引起倒睫的原因有以下两点：1．有可能小朋友眼皮脂肪多，睑缘较厚，睫毛容易向内倒卷，造成倒睫。2．也有可能小朋友内眼角有赘肉，或者眼睛周围的肌肉过度发育，眼睑板发育不良，也可以引起下眼睑内翻，同时合并睫毛角度的改变，形成倒睫。

倒睫也是病，害起人来真要命 ●

倒睫会经常摩擦角膜上皮，引起异物感、怕光、流泪等症状，还会引发结膜炎、角膜上皮脱落、角膜溃疡。时间长了易引起角膜白斑，加重儿童散光，进而影响视力。

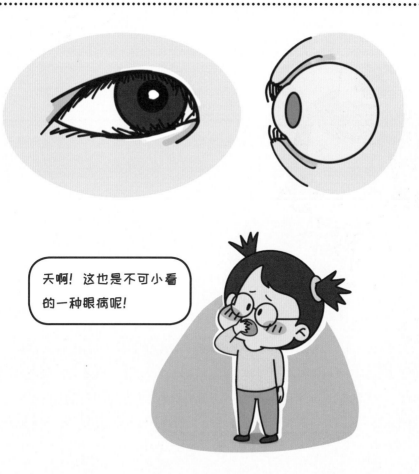

天啊！这也是不可小看的一种眼病呢！

如何发现宝宝得了倒睫

儿童得了倒睫，会出现疼痛、眼红、流泪、怕光、持续性异物感、眼睛分泌物增多、眯眼等状况。一旦发现上述状况，爸爸妈妈就要考虑宝宝是不是得了倒睫，一定要及时到眼科医院就诊。严重的倒睫是很容易发现的，判断下眼睑是否有倒睫时，要让宝宝向下看，便于发现睫毛是否触及到角膜。

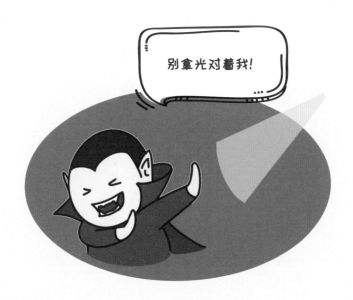

得了倒睫怎么治

1. 1~2 岁，先定期观察。

1~2 岁的婴儿睫毛一般细小柔软，刺激症状通常不明显，可以进行非手术治疗，通过按摩或者使用眼贴来贴拉眼睑，使睫毛离开角膜，从而减少对视力的影响，防止角膜散光的增加。同时可以滴一些人工泪液等眼药水滋润保护角膜，并且定期随诊观察。

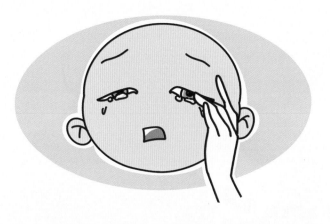

2. 如果宝宝 2~3 岁以后，睑内翻和倒睫的状况未能自行缓解，并影响了角膜造成散光，就可以考虑手术。

倒睫手术并不是那么可怕，它是一种精细的眼睑手术，需要根据孩子眼睑和鼻梁发育情况的不同，设计个体化的手术方案。

"夜猫子" 小明得了干眼症 ●

小明外号"夜猫子"，他最爱熬夜打游戏。第二天还要上学的他，早上7点一起床就觉得眼睛干涩、有异物感，且又红又痒。妈妈一看就知道他又熬夜打游戏了。

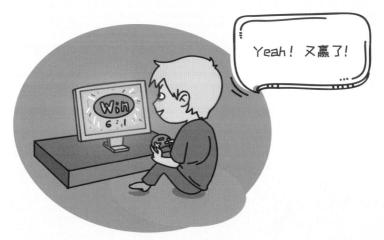

Yeah！又赢了！

熬夜，即使身体受得了，眼睛也受不了，最容易患干眼症。

干眼症，又称为角膜结膜干燥症，通俗地讲就是眼睛干燥。

缺乏雨水的灌溉，禾苗会渴死。眼睛没有眼泪的滋润，泪膜不稳定，眼球表面的一系列组织就会受损。

我要干裂了

若出现眼干涩、眼红、揉眼睛、频繁眨眼、异物感、视物模糊等情况，也可能是干眼症引起的。严重的干眼症会导致结角膜炎、怕光，甚至角膜溃疡、穿孔，并严重影响视力。

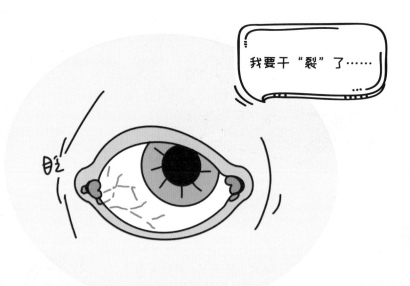

得了干眼症怎么治

如果爸爸妈妈发现孩子在熬夜后出现频繁眨眼、揉眼睛、畏光等异常情况，可以给孩子用干净的热毛巾热敷一下眼睛，滴一些人工泪液，让孩子好好休息。

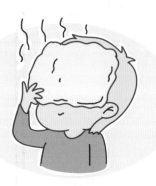
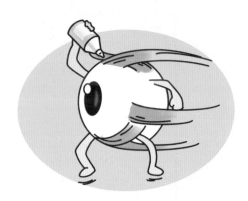

如果休息好了，人工泪液也点了，症状还是不见好转，就快带小朋友去专业眼科医院进行检查，听医生的话，好好用药吧。

小 结

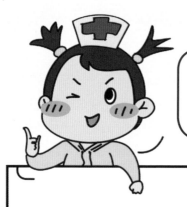

爸爸妈妈们：作为眼科医生，我们呼吁，早期的筛查必须从0岁开始！

对于早期发现婴幼儿先天性眼病，我们有以下几点建议：

1. 孕期如有病毒感染和药物应用史，在患儿出生后至1岁以内最好进行2~3次眼部检查，排除先天性异常；

2. 早产儿、高危儿定期进行眼部检查随访，观察到7岁，在各个眼病发生的关键期进行筛查；

3. 幼儿有视物异常，如眯眼、歪头视物、视物过近、持物不准、眨眼、看电视过近、喜揉眼等症状应该及早就诊，排除眼部疾病。

愿每一个小朋友都拥有一双明亮的眼睛！